中医药传统器物释义

张志强　白锋云　于立伟　敖强　主编

全国百佳图书出版单位

中国中医药出版社

·北京·

图书在版编目（CIP）数据

中医药传统器物释义 / 张志强等主编. -- 北京：
中国中医药出版社，2024.12
ISBN 978-7-5132-9205-4

Ⅰ. R2

中国国家版本馆 CIP 数据核字第 202451RY94 号

中国中医药出版社出版

北京经济技术开发区科创十三街 31 号院二区 8 号楼
邮政编码　　100176
传真　　010-64405721
三河市同力彩印有限公司印刷
各地新华书店经销

开本 787×1092　1/16　印张 16.5　字数 342 千字
2024 年 12 月第 1 版　2024 年 12 月第 1 次印刷
书号　　ISBN 978 - 7 - 5132 - 9205 - 4

定价　　98.00 元
网址　　www.cptcm.com

服 务 热 线　010-64405510
购 书 热 线　010-89535836
维 权 打 假　010-64405753

微信服务号　zgzyycbs
微商城网址　https://kdt.im/LIdUGr
官 方 微 博　http://e.weibo.com/cptcm
天猫旗舰店网址　https://zgzyycbs.tmall.com

《中医药传统器物释义》
编委会

前　言

　　"文化"一词源于《周易·贲卦》，文中记载："刚柔交错，天文也。文明以止，人文也。观乎天文，以察时变；观乎人文，以化成天下。"从上文中我们可以直观地感受到，文化，就是"以文教化"。

　　传播中医药文化，就是传播中医药积极、阳光、向上这些具有正能量意义的内容，其本身就具有"增仁义，丰礼智"的作用。

1. 增仁义

　　道光年间的《叶开泰号虔修诸门应症丸散膏丹药目》记载有叶开泰号的店训："修合虽无人见，存心自有天知。"警示药学人员在工作时需要一丝不苟，对职业心存敬畏。

　　广为人知的百年老店同仁堂，制药的原则是："炮制虽繁必不敢省人工，品味虽贵必不敢减物力。"前半句是说做工作不可以"偷工"，后半句是警示不可以"减料"，整副对子的含义就是不可以"偷工减料"。

　　明代出身于医学世家的刘纯，在其所著《兰室集·医家十要》中直白地说："不怕你卖，只怕你坏。"告诫人们，做生意赚钱，一定要守住良心道德的底线。

　　做好药，治病救人，是为"仁"，不偷工减料，依法炮制，是为"义"。所以说，中医药文化，具有增加从业人员"仁义"内涵的作用。

　　过去中药行业常说"货真价实，童叟无欺"，这既是对客户的承诺，也是对商家的约束，而"真不二价"更是过去传统老药铺的经营理念。该句从左向右读为"真不二价"，警示经营"不二价"当以"真"为准则，从右向左读则是"价二不真"，是说明"不二价"的原因。

　　"戒欺"作为传统老药铺的店训堂训，亦为众多商家所遵守。

　　凡此种种，都是告诫行业人员要诚实守信，诚实守信亦是仁义之举。

2. 丰礼智

　　中医药传统器物，品类多端，造型各异，器形或粗犷豪放，或细腻优雅，富有实用性的同时，也极具观赏性。其图文，或为山川河流，亭台楼阁，或为花鸟鱼虫，人世百态，展现着古人的审美与智慧，可以潜移默化，移情易性，起到陶冶情操的作用，使人们更加热爱自然，热爱生活。

历史文献如《雷公炮炙论》，记载了中药鉴别、炮制技艺，传递了古老的中药技艺技能，是遵古炮制必读的专业著作。

中医药前辈的经验阅历，通过文献、器物传递给后人，使后人借鉴其思路方法，有路可走，有法可依，在守正创新时，亦不乏源头活水。

中医药文化，在提升审美，陶冶性情，开阔视野的同时，能够提升行业人员的技艺技能，因此具有"丰礼智"的作用。

本人习业中医药三十余年，多年收藏、研究、整理中医药传统器物，如今，在天津红日北京康仁堂药业、陕西东泰药业等诸位领导、同事，以及广大业界同仁的积极参与下，本书得以顺利出版，在此表示衷心的感谢。

希望这部书能为中医药行业的传承奉献一份力量，同时给业界同仁带来有价值的新思路、新方法。

如有错误，欢迎广大同仁提出宝贵的意见和建议，以免贻误后学。

于立伟

2024 年 11 月

目　录

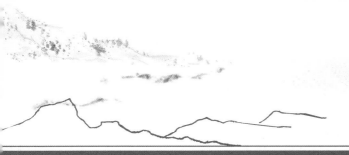

第一章　中药炮制器物

第一节　老药铺的基本器具

唐代孙思邈在《备急千金要方》中提到了大量的中药炮制与制剂内容，如"凡用石药及玉，皆碎如米粒，绵裹纳汤酒中""凡礜石、赤泥团之，入火半日，乃熟可用，仍不得过之。不炼，生入药，使人破心肝""凡桂、厚朴、杜仲、秦皮、木兰辈，皆削去上虚软甲错，取里有味者称之""凡丸散，先细切曝燥乃捣之……其润湿药如天门冬、干地黄辈，皆先切曝干……若值阴雨，可微火烘之，既燥小停冷乃捣之"。上述相关的工作内容，涉及破碎、煅烧、切制、称量、烘燥等诸多工具，《备急千金要方·药藏第九》更是明确提到："秤、斗、升、合（gě）、铁臼、木臼、绢罗、纱罗、马尾罗、刀砧（zhēn）、玉槌（chuí）、瓷钵、大小铜铫（diào）、铛（chēng）、釜（fǔ）、铜铁匙（chí）等。上合药所须，极当预贮。"

图 1 为红木杆三纽钩秤，一种称量工具。

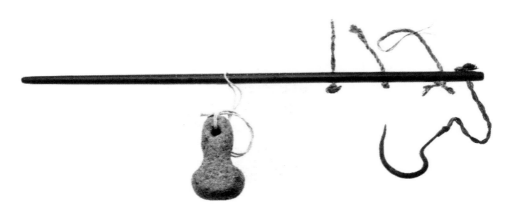

图1　红木杆三纽钩秤（十六进制）

唐代度量衡的量制：10 合为 1 升，10 升为 1 斗。近代量器见图 2、图 3。

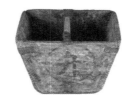

图 2　近代量器"升"

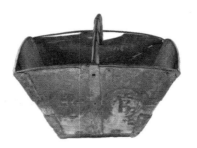

图 3　近代量器"斗"

捣炼常用的臼，见图 4、图 5。

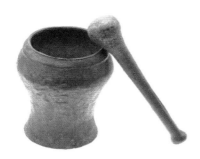

图 4　铁臼

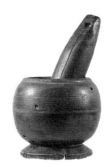

图 5　木臼

筛子，根据材质的不同，所筛出的药粉粗细亦不同，器具见图 6。

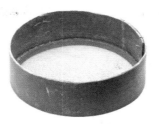

图 6　筛子

图 7 为玉髓钵和玛瑙杵。过去讲美石为玉，所以，玉髓、玛瑙也是广义上玉的一种。

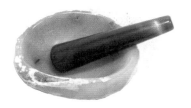

图 7　玉髓钵和玛瑙杵

图 8 为瓷钵，今称乳钵、研钵。

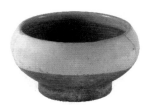

图 8　瓷钵

图 9 为近代带流口的铜水瓢，过去称此类器物为"铫"，直径约 18 厘米，还有更大或更小一些的。图 10 为直径约 20 厘米的铁铫（铫柄已腐蚀折断）。当然，全国各地对器物的称呼习惯各有不同，同一器物可以有多个名字。

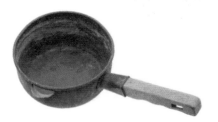

图 9　铜水瓢

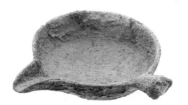

图 10　铁铫

文中提到的铫，实际上就是当时的一种锅，特点是带流，有执柄，用于烧水或煎煮中药，以及炒、煅药物。

铛，可以理解为平底锅；铛墨，就是铛锅锅底所结的百草霜。图 11 为立耳平底锅，有的地方将平底锅称为"铛子"。

3

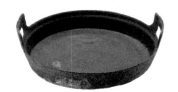

图 11　立耳平底锅

图 12 为釜，古代的锅，圆底敛口，有铜、铁、陶等多种材质。釜底加热可煮，上置甑可蒸。

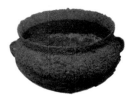

图 12　釜

图 13 为勺，长 12.6 厘米，勺首中部径宽 3.3 厘米，长约 5.2 厘米，重 11.5 克。

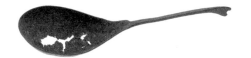

图 13　勺

图 14 为铁勺，长 18 厘米，勺首中部径宽 3.6 厘米，长约 5.9 厘米，方形柄，重 39.2 克。

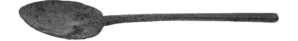

图 14　铁勺

当然，传统的药铺在实际工作中所用的器物远不止上述那些，比如《备急千金要方·论药藏第九》中提到："凡药皆不欲数数晒曝，多见风日，气力即薄歇，宜熟知之。诸药未即用者，候天大晴时，于烈日中曝之，令大干，以新瓦器贮之，泥头密封，须用开取，即急封之，勿令中风湿之气，虽经年亦如新也。其丸散以瓷器贮，密蜡封之，勿令泄气，则三十年不坏。诸杏仁及子等药，瓦器贮之，则鼠不能得之也。凡贮药法，皆须去地三四尺，则土湿之气不中也。"

文中提到的晾晒，应当有晾晒用的工具，比如竹匾、簸箩、簸箕等，收储杏仁等饮片则用瓦罐一类的器物，收储丸散等成药则用瓷瓶罐坛等。

　　清代《办理易晰》亦对当时药铺使用的各类器具有非常详尽的记载："盖此时远近地方药店，所用之刀，通是汉口、亳州有造。且汉江之刀，张法轻小，所以钢火嫩柔，切之利于软药，不利于硬药也。但亳州之刀，张法重大，所以钢火老坚，切之利于硬药，不利于软药也。由此观之，则可知南北之钢铁火色水性有分别焉。凡开药店者，各买一把，取诸宫中而用之。"又云："凡刨药材之刨子，通是所买烟刨，用过办新之物，钢火目见可知，手试亦知，刨药合宜，且烟刨原出福建所造，钢火艳气，比亳刀经用，胜之远矣，比汉刀经用，更胜之远矣。"

　　刨药常用的刨子见图15。

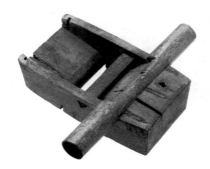

图15　晚清民国时期的烟刨（长30厘米，宽度17厘米，高9厘米）

　　于按：清代刨药所用的刨子为烟刨，特点是宽大厚重，刀刃较宽。现在的中药刨，就是平时的木工刨，刨身较窄，宽6厘米左右。

　　《办理易晰》中提到开药铺需要准备的器物明细：铜铁打筒数十个，研槽大小数十个，盂钵大小数十个，药刀数十把，药扎数十把，丝罗大小数十把，铜锡坛瓶大小数百个，细料器壶罐大小数百个，挂钩、木器、油漆盒子数百个，铜锡盒子数百个，刻印诸症药票数百种。

　　图16是药铺所用铁钩，手工打造。铁钩多为三爪或四爪铁锚状。

图16　药铺所用铁钩

铁钩悬挂在调剂台上方，调剂人员调剂好中药后，如果患者不在场，则将汤药包挂在铁钩上以保证药物不被磕碰损坏，同时可以节约空间、方便取用。

文中所说的诸症药票，主要有饮片与成药两类，见图17、图18。

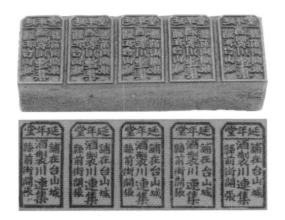

图17　晚清民国时期广东省江门市台山县延年堂的酒制川黄连内票印版及内票

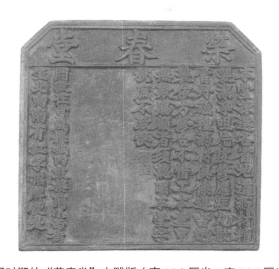

图18　晚清民国时期的"荣春堂"木雕版（高14.3厘米，宽14.4厘米，厚3.2厘米）

过去的老药铺不仅饮片有雕版（雕刻该药名称、图形、功效等内容），中成药也有雕版。雕版雕刻有堂号，将堂号印刷在包装纸上，表示药物出自本铺，起到了宣传的目的，也表示本铺对本药的质量负责。

"荣春堂"木雕版，上部横书"荣春棠"，下部自右向左阳文竖镌："本堂拣选各省地道药材，精制洁净咀片，虔修应症丸散膏丹，种种药材俱系遵古炮制，依方修合，不惜工本，童叟无欺，赐顾者须认明本堂字号，庶不致误。"右侧镌刻："开设在岢岚县城内，鼓楼前小西街，坐北向南，有红字招牌便是。"

雕版中部偏右，有两列多一些的留白，主要是根据需要，如有其他印章内容可以继续加印。比如本章一般加盖在中药的包装纸上，留白的部位，可以加盖中成药的名称，或使用说明等内容。

民国时期，北京中医名宿杨叔澄在《中国制药学》（北京中药讲习所教材）中详细列举了近代中药的加工制造工具，他在《备急千金要方》记载的基础上，添加了大量的近代内容，如："古今制药器具，千金方云秤、升、斗、合、铁臼、木臼、绢罗、纱罗、马尾罗、刀砧、玉槌、瓷钵、大小铜铫、铛釜铜铁匙等。上合药所须极当预备。今制药器具更繁，如大小秤、戥秤、盆碗、刀匙、铁碾、铜铁杵臼、瓷乳钵、铛釜、吊蜡木球、铁钎子、熔蜡锅、水碗、金朱色戳、木质药准、各种罗、药筛、药匰、药瓶、药罐、熬膏锅、煮酒罐、煮药锅、蒸露甑、铜铁铲、玻璃瓶罐、石磨、电磨、打饼机。"

吊蜡壳，就是用规定大小的木球反复蘸蜡，使其冷却形成球形蜡壳，将蜜丸放入其中密封，起到防潮防霉、利于存储的作用。

图 19 为吊蜡壳所用的木球，木球上标注的大小对应大小不同的蜜丸。自左向右分别为"三钱、二钱、一钱、五分"规格的木球，标尺最小单位为毫米。

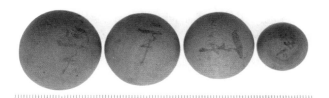

图 19　吊蜡壳所用的木球

图 20 为吊蜡皮，在蜡壳内装入中药蜜丸，然后将其插在钎子尖端，沉入蜡溶液内，反复几次，蜡壳被蜡重新包裹，达到隔潮防霉的目的。目前，某些名贵中成药的制作仍然使用传统的吊蜡皮工艺。

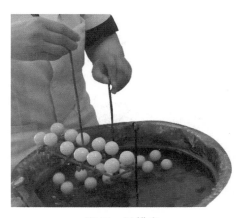

图 20　吊蜡皮

民国时期还没有发明搓丸板，所以药准就成了必备之物。使用药准时，将和好的蜜坨填满前端木碗内，刮平，然后用活塞木柄顶出药料，即为规定的药丸重量。药准的规格一般为1钱、2钱、3钱，约为今天的3克丸、6克丸、9克丸的规格。

图21与图22为同一器物，是晚清民国时期的木质药准，2钱重的规格。

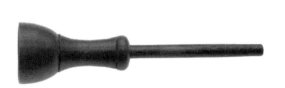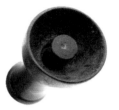

图21　木质药准1　　　　　　　　　　　　图22　木质药准2

第二节　中药炮制工具概览

中国地大物博，各地使用的工具不同，同一工具不同地区的形制、称呼亦有差异，民俗器物又存在一物多用的情况，本文内容所配的器物工具不一定都十分符合原意，但大体原理形制基本相符，仅供参考。

本文根据材质进行分章，但因一个器物时常有多种材质，为了方便阅读，有时统一归在某一个项下。

一、铁制工具

1. 铁锅

常用的铁锅有两种，一种是带耳的锅，直径1.5尺（50厘米），供炒煅少量药物使用，适用于灶台或火炉，比较方便灵活；另一种是平口锅，直径2～3尺（66.67～100厘米），用于炒、煮、炮、煅、炙、蒸等，多置于固定的灶台上，与日常煮饭的锅相同（图23）。

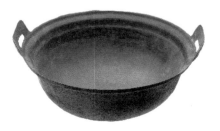

图23　民俗日用直径30厘米铁锅

　　于按： 一般临方炮制用的铁锅较小，口径30～40厘米，可在日常的灶台、火炉上使用。过去则用60～70厘米或80～90厘米甚至更大口径的铁锅来蒸、炒、炙、煅中药，目前已很少使用。

　　2. 铁汤罐

　　铁汤罐，上部呈圆筒状，下部较狭，直径为5寸～1尺（16.67～33.33厘米），深度6寸～1.5尺（20～50厘米），适用于烧煅容易破碎的药物（图24）。

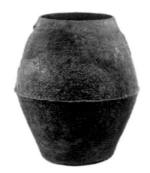

图24　铁汤罐

　　于按： 铁汤罐，顾名思义，就是可以用来煮汤的器物，因此罐壁较厚，耐烧。过去中药行业常用其锻制药物。

　　3. 铁铲

　　铁铲用熟铁制成，全长1尺许（约33.33厘米），有木柄和铁柄两种，炒炙药物或煮药时搅拌用（图25）。

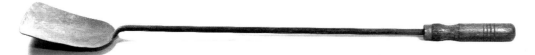

图25　铁铲

　　于按： 因为铁容易导热，易烫手，老药工建议铁铲以木柄为佳。

　　4. 铁钩

　　铁钩是铁制成的细圆杆，前端弯曲，成一双钩，为钩提火煨药罐或翻动药物之用（图26）。

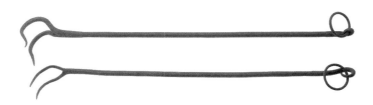

图 26　铁钩

于按：此类器物，亦称钩耙，用于钩取、移动温度较高的锅罐器物，也可以用于翻动药物，有时当炉钩子使用，搅动炉内灶火或通透炉箅子。

5. 钩勺

钩勺以熟铁制成，前端为瓢状，后部有柄，全长 1 尺许（约 33.33 厘米），用于舀取药物（图 27）。

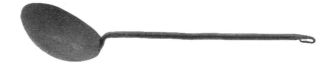

图 27　钩勺

于按：从器形描述来看，钩勺就是平时民俗所用较大的饭勺或汤勺。勺头部直径为 8～9 厘米。此处的钩勺，是为了与后面的勺（瓢）相区别，其主要区别在大小上，一般较小的称为勺，较大的就称为瓢。

6. 铁钳

铁钳前端形状如箭头，对口平厚，柄长为 2 尺（66.67 厘米）左右，用以钳取煅罐或块状的火煅药物（图 28）。

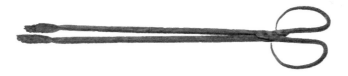

图 28　铁钳

7. 铁棍

铁棍为圆柱形棍棒，直径 3～5 分（1～1.67 厘米），长 2～3 尺（66.67～100 厘米），用于煅药时测探翻动。

8. 研槽

研槽又叫铁船，以生铁铸成，其形状中部阔大，两端较狭，里面凹状，形似船，大小不一，一般以长约 3 尺（100 厘米），中部阔约 6 寸（20 厘米）为宜，过小则所容不多，过大则人力踏碾不易，若用动力则可适当放大。另有铁研盘，扁圆形，直径约 1 尺（33.33 厘米），铁盘中心贯穿一铁杠，突出两旁 8 寸～1 尺（26.67～33.33 厘米），操作时两足踏其上，用力前后转动，使药物通过研轧粉碎（图 29）。

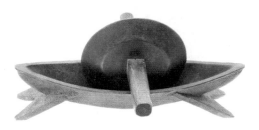

图 29　研槽

> **于按**：研槽俗称药碾子，有陶、瓷、木、铁、铜等多种材质。

9. 铁锤

铁锤即一般锤击东西用的锤，以生铁铸成，大小不一，用来锤击坚硬不易粉碎的矿石类药物（图 30）。

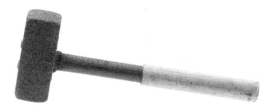

图 30　铁锤

10. 铁刀

（1）**切药刀**：分刀身、刀床、刀脑三部分。刀身即刀片，又称刀叶子，呈长方形，后上方竖立刀柄，稍向前弯曲，前下端微有小角突出（刀鼻），上有一小孔，与刀床前端之刀脑相连接，组成闸刀状，为切制饮片的主要工具。

> **于按**：铁刀又称大刀，在不同地区叫法有差异。刀身前端偏下方（各地形制不同，有的为中部或上部）有突出，形如鼻，故名刀鼻，上有孔，插入销子，与刀床、刀脑相连接，组成完整的铡刀。

　　过去有见刀识帮的说法，不同流域有不同的特色刀器，图31为早期武汉地区流行的药刀，刀身长十几厘米，小而薄，刀鼻偏于中部。刀脑为厚铁板状，不分叉，而一般的药刀，普遍是分叉的，分叉的部位夹有刀床和刀鼻。

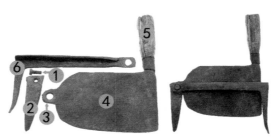

注：1为销子；2为刀脑（亦称"刀鼻头"，图中实物为厚铁板状，不分叉）；3为刀鼻；4为刀板，又刀叶子、刀身、刀片；5为刀柄；6为刀床，又称刀梁、刀桥。图片左侧部分为组装前，右侧部分为组装后。

图31　铡刀（切药刀）

　　（2）片刀：式样与普通菜刀相同，但刀片薄，钢口坚利、便于切片。

　　于按：有些地方称片刀为"小刀"，特点是轻薄易上手，切片方便省力。

　　图32的片刀如民用菜刀大小，刀体轻薄，刃已磨损。

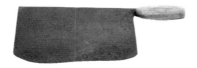

图32　片刀

　　（3）竹茹刀：形状狭长微弯，具有双柄，上方为刀背，下方为刀口，长约1.2尺（40厘米），宽约3寸（10厘米），用于削取竹茹。

　　于按：此类器物一物多用，一般形体较小的用于削取竹茹，形体较大的，可用于剥树皮，见图33。

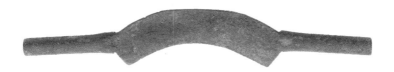

图33　竹茹刀

（4）黄芪刀：图 34 为刀片上方安置铁条的黄芪刀。

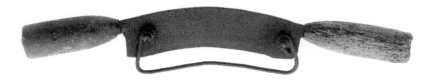

图 34　黄芪刀

传统熬阿胶前需除去驴皮上的毛，去毛时要将驴皮铺在圆木上，所以去毛的工具也带有弧度，这一类工具器形大体相同，只是大小有异。

（5）切膏刀：刀刃平直者，切制膏块时用之，见图 35。

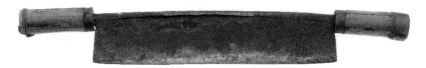

图 35　切膏刀

（6）小柄刀：为狭长形小刀，末端有柄，刀长 5 ～ 7 寸（16.67 ～ 23.33 厘米），宽 5 ～ 7 分（1.67 ～ 2.33 厘米），前端钝圆。

于按：小柄刀有些类似餐刀、裁纸刀，当刮削时，应尽量选择尖端不锐利的刀，以免工作中被误伤，见图 36。

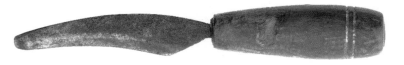

图 36　小柄刀

（7）鱼刀：柄部较尖，民间常用作解绳器。过去这种鱼形刀器作为随身挂件颇为流行，刀片可以割削，刀柄略呈鱼状，尾部较为尖锐，用作解绳工具，解开绳结，刀柄材质多为动物角，亦称"角刀"（图 37）。

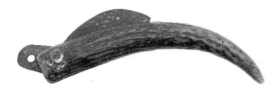

图 37　鱼刀

11. 镑刀

镑刀系在一块长 1.5 尺（50 厘米），宽约 2 寸（6.67 厘米），厚约 1 寸（3.33 厘米）的木条上，每隔半寸（1.67 厘米），装置高约 1 寸（3.33 厘米），厚约 1 分（0.33 厘米），有宽度与木条相同的刀片约 20 片。使用时，手拿药料在镑刀上擦动，即可镑出薄片。一般多用于粉碎坚硬的药材，如犀角、沉香等（图 38）。

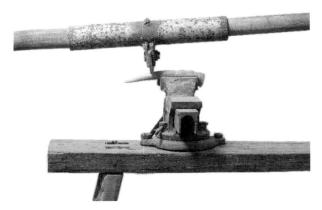

图 38　镑刀

于按：镑刀有较大单刀片或数个刀片的，也有较小的平行排列多个刀片的，目前传统的镑刀已很难见到。图 38 为传统的单刀片镑刀。使用时，将药材用台钳固定，二人对坐，以图中右侧的操作者为主，另一人辅助推拉镑刀。镑，按字典应读作"bàng"，实际生活中很多人读作"pǎng"。

图 39 为木工所用的蜈蚣刨，亦可以镑药，传统镑刀与之形制基本相同。只是木工的蜈蚣刨刀片多不开刃，传统中药镑刀开刃，刀片锋利。

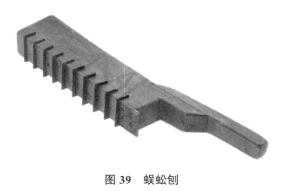

图 39　蜈蚣刨

12. 刨子

刨子即一般木匠刨木料用的工具（图 40）。

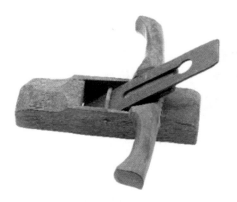

图 40　木工刨

于按：清代刨药所用为"烟刨"，形体宽大，为普通木工刨的 2 ～ 3 倍，目前此类"烟刨"已不多见。图 40 为目前的木工刨，形身较窄，宽 6 ～ 7 厘米。

另有"雷公刨"，过去的"雷公刨"整体装置较大，是一套以木质为主的机床样装置。其装置内所用的刨，见图 41，刨长约 33 厘米，宽约 13.5 厘米，刨刀片脱失。目前还有单独应用此刨进行手工制药操作的，刨体多为长方形，便于镶嵌在木制的刨床上。

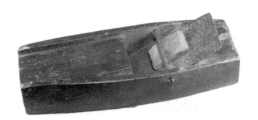

图 41　雷公刨装置内所用的刨

13. 锉刀

锉刀分钢锉与木锉两种。钢锉为扁平长钢条，后端有木柄，锉齿细密。木锉较钢锉狭尖，锉面微凸，锉齿呈点粒突起状，用于锉木质药材，如沉香、肉桂等。

图 42 为民国时期菱形纹理锉刀，锉身的细小突起斜向平行排列，交叉呈菱形纹理。

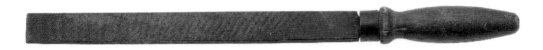

图 42　菱形纹理锉刀

于按：过去常说"锉如豆大"，从目前搜集到的锉来看，尚无法锉出如豆大的药粒，锉出来的基本是粗粉或细粉。所以，锉如豆大的"锉"字应是个动词，不管是用刀还是斧子，总之，把药物弄成豆粒大小即可，并非使用锉把药物锉成豆粒大小，因为锉不出来。锉的纹理也根据实际用途有不同的设计。

图 43 的锉刀，锉身为互不交叉的弯月形纹理。

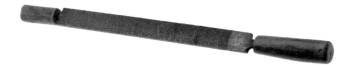

图 43　弯月形纹理锉刀

图 44 的锉刀，从中部起，锉身有较大的三角状突起形成的锉纹。

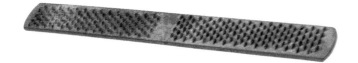

图 44　三角状突起锉纹锉刀

14. 剪刀

剪刀即一般用于裁衣的工具，大小均须备置，如图 45。

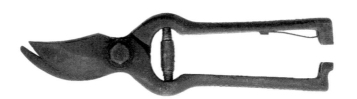

图 45　剪枝剪刀

于按：除裁衣所用的剪刀外，还有修枝的剪刀，剪除枝梗、芦头等。修枝剪刀刃部位短而厚重，使用时较为省力。

15. 龟板刮

龟板刮呈扁平条状，前端较阔约 1.5 寸（5 厘米），翘起呈钩曲形状，下面为薄刀口，后部有柄，宽 6～9 分（2～3 厘米），末梢处较薄而锋利，专为刮龟板用，刮其他骨类药材亦可。图 46 的龟板刮，前端弯曲，刀刃锋利，可以刮去龟板等的外皮。

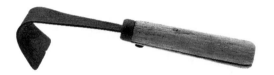

图 46　龟板刮 1

> **于按：** 龟板刮亦名刮刀，后部有柄，亦有无柄为戗刀状者，除刮龟板外，亦可用于修刮植物干枝的皮等。

图 47 的龟板刮，前端弯曲，刀刃锋利，后端的柄改成了戗刀状，边缘锋利，在刮的基础上，增加了戗刀的功能。

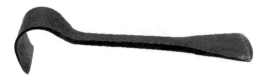

图 47　龟板刮 2

16. 闸钳

闸钳亦称闸剪、闸刀。状如闸刀（或铡刀），刀厚而坚，形狭长，前端与下面垫条相连，末端为柄，供闸破坚硬药材之用。

闸钳，亦可写作"铡钳"，似铡似钳，该器物具有明代风格，见图 48。

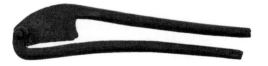

图 48　闸钳

> **于按：** 根据闸钳的描述，寻得数件器物，原理大体相似，看描述与槟榔刀亦相似。

17. 铁叉

铁叉呈扁平形，有四根或九根圆形利齿，并行排列，宽约 1 尺（33.33 厘米），长约 1.2 尺（40 厘米），后有长木柄，用于洗药或翻药。

> **于按：** 目前铁叉齿数不一，一般为 2～10 个。

18. 锯子

锯子即一般的小号钢条锯，齿宜细利，见图 49。

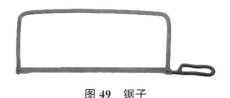

图 49 锯子

19. 镊子

镊子细长有弹力，易分开，有夹力，长度以 3 ～ 5 寸（10 ～ 16.67 厘米）为宜，见图 50。

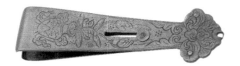

图 50 镊子

于按：生活中，也有将卡子（掐子）称为镊子的，如拔毛镊子。药行常用此物拔麦冬的中柱，即给麦冬去心：将麦冬润透，用镊子夹住麦冬的一端，适当用力，抽出麦冬的中柱。

20. 火钳

火钳是烧火时钳燃料用的工具，大小均须备置。

21. 陶风炉

陶风炉是陶土烧制而成的风炉。亦有铁风炉，以厚铁桶同泥灰制作而成。
图 51 为小型陶风炉。

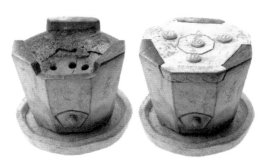

图 51 小型陶风炉

22. 铁丝筛

铁丝筛是铁丝制成的筛底，孔眼距离约 3 分（1 厘米），镶有木框边，直径约 2 尺（66.67 厘米），边高约 2 寸（6.67 厘米），用于筛砂炮药材。

23. 铁丝抄

铁丝抄是铁丝编织的网格，形圆，中凹，直径 1 尺（33.33 厘米），上嵌竹或木柄，宽不满 1 寸（3.33 厘米），长 1 ~ 2 尺（33.33 ~ 66.67 厘米），用于在火钵上低温烘药。

于按：铁丝抄，看描述，当是民俗中的笊篱，可以抄起药物，也可以作为算子烘烤药材。

24. 铁丝络

铁丝络为铁丝编制的网络，形圆，中部微凹，直径 7 ~ 9 寸（23.33 ~ 30 厘米），作用同铁丝抄。

于按：类似器物还有铁算子，可作为支架放置器物，亦可作为烘烤支架所用，见图 52。

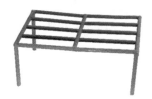

图 52 铁算子

25. 铁簸箕

铁簸箕即通常用的白铁簸箕，大小均须备置。

26. 喷壶

喷壶用于炒药时喷洒酒、醋等辅料，见图 53。

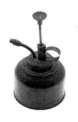

图 53 铜喷壶

　　于按：铁壶易于锈蚀，如图53为铜壶，高近20厘米，可以通过施加压力喷洒液体。喷壶在炮制时用以喷洒酒、醋、盐水等液体辅料。中药在炒制过程中，特别是炒炭时，会出现火星，需要及时用喷壶喷洒清水灭掉火星，以免药物过度炭化，影响药效。有时在炒制完成后，摊晾时，依然需要喷壶喷洒清水浇灭火星，以免药材进一步炭化，同时也是为了杜绝安全隐患，避免火灾的发生。

　　临方炮制时使用较小的喷壶即可。过去曾使用花洒为喷洒或灭火设备。

　　花洒材质、形制较多，无论如何变化，出水端必须是喷头状多孔出水，这样洒水时面积较大、水流较细，利于灭火，且不会将药材淋透、影响炮制质量。

　　图54为近代民俗所用的花洒，高约30厘米。

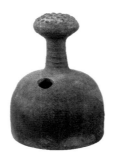

图54　花洒

27. 枳壳钳

　　枳壳钳形如闸刀，但上下均为扁平阔厚之铁片，长约1尺（33.33厘米），宽约2寸（6.67厘米），两层对合面刻有斜形纵横交叉纹，下层前后端钉脚将钳固定在宽厚的木座上，钳的上层，后端有木柄，前端有鼻，与下层之前端相连，供压扁枳壳一类药材之用，见图55。

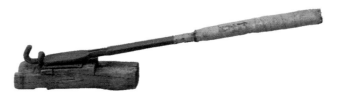

图55　枳壳钳

28. 枳壳刀

　　枳壳刀呈椭圆形，中央有宽缝，圆边为刀口，刀口之间（短直径）宽约1.5寸（5厘米），专用于挖枳壳瓤。

于按：各地所用器物有一定差异，传统江西樟树一带的枳壳刀，刀刃平截，刀身纵向带有一定的弧度，形如鞋拔，用于挖除枳壳瓤。后来刀身变成了平板。目前此类器物已不多见。

有的文献枳壳刀后部画成圆环状，让人不容易理解到底是用哪一端挖枳壳瓤。实际上要用较为平截的一端来挖枳壳瓤，环状一端为手柄部位。图56的枳壳刀，刀身平，刀刃部位由于锈蚀加磨损，刀刃已出现弧度。

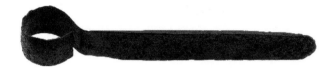

图56 枳壳刀

29. 扁夹钳

扁夹钳是具有弹性之薄铁条制成的，上下对折，前端部有锯齿形咬口，宽约1寸（3.33厘米），长约5寸（16.67厘米），用于切药时钳夹药物。

于按：根据描述，寻得类似器物，见图57、图58。

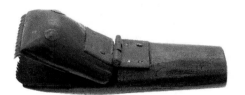

图57 红木柄铜齿扁夹钳

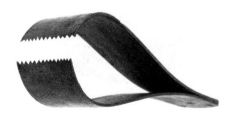

图58 纯铜扁夹钳

30. 小夹钳

小夹钳形状与扁夹钳相似，但更狭，咬口之齿更稀，适用于夹圆形颗粒状药材

（如槟榔），是切片时使用的器具，见图59、图60。

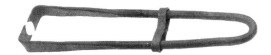

图 59　夹钳（现代复制品）

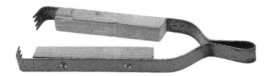

图 60　多齿夹钳（现代复制品）

二、铜制工具

1. 铜锅

铜锅以紫色铜制者为佳，黄铜制者亦可，大小不一，式样多呈短粗圆桶状，唯底部略小，锅口边相对附有两耳（环形）便于提取，亦有同平时铁锅一样形状的，即带耳铜锅，使用较为方便。

> 于按：铜锅较浅小者可以炒药，较深大者用于熬膏。中药熬膏以铜锅为佳。

图 61 为双耳铜锅，双耳距 46 厘米，直径约 41 厘米，深 23 厘米。

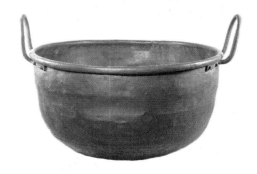

图 61　双耳铜锅

2. 铜勺（铜瓢）

铜勺（铜瓢），一般勺身直径 8 寸～1 尺（26.67～33.33 厘米），深 4～6 寸（13.33～20 厘米），勺柄长 3～4 尺（100～133.33 厘米）。又如柄稍向上翘者，则柄长 1 ～ 2 尺（33.33 ～ 66.67 厘米）。

> **于按：** 文中所言器物，当属民俗大马勺一类，只是柄部被加长，更适合在大池子里使用。民俗家用的勺较小，称为"钩勺"，尺寸较大的则称为"瓢"。

3. 铜冲桶

铜冲桶包括冲筒及杵锤两部分，是铜制的圆筒，高 7 ～ 8 寸（23.33 ～ 26.67 厘米），直径 3 ～ 4 寸（10 ～ 13.33 厘米），底部平宽，坚实而厚，上有盖，盖顶中央有一圆孔，铜杵锤的柄从孔中穿过，便于上下捣动，适用捣杵少量药材，为调剂必需用具。一般以熟铜制者为佳，生铜制者易破碎脱底。亦有铁、铝等材质的，形状相似。

> **于按：** 铜冲筒，也称为舂筒、药冲子、药缸子、擂钵、打筒等，材质多样。

图 62 为晚清民国时期的铜冲筒，上海王大有铜锡铺铸造，底款"上洋王大有造"，冲筒底部已被打裂有破损。

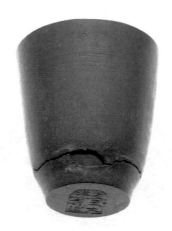

图 62 铜冲筒

因熬制药物忌用铁器，煎熬膏滋时，应选铜锅等铜质材料的器具。

> **于按：** 中药炮制工具为铜质的还有其他器物，今择录一二如下。

4. 铜笊篱

笊篱作为民俗用品，在中药炮制清洗药物时捞药使用，柄的长短根据情况设置。图 63 为手工制作的木柄铁框铜丝笊篱。

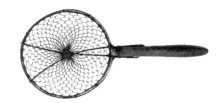

图 63　铜笊篱

5. 铜炖罐

铜炖罐，是传统隔水炖使用的工具之一。

中药炖法被收录在《中国药典（2020 年版）》内，原文如下：

炖：取待炮炙品按各品种炮制项下的规定，加入液体辅料，置适宜的容器内，密闭，隔水或用蒸汽加热炖透，或炖至辅料完全被吸尽时，放凉，取出，晾至六成干，切片，干燥。

蒸、煮、炖时，除另有规定外，一般每 100 千克待炮炙品，用水或规定的辅料 20 ～ 30 千克。

上述的隔水炖，传统操作如下：将所用的炖罐清洗干净，加入药物及相应辅料，密闭。放置于添加了适量水的锅内，为防止蒸煮过程中盛药的炖罐在锅内漂浮移动，需要在炖罐底部绑一重物，以便在隔水炖的过程中，药罐稳固，不至于在水中到处漂移影响操作。

炖法所用的铜炖罐见图 64。

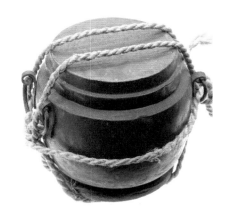

图 64　铜炖罐

6. 鹿茸壶

鹿茸壶分上、下两部分组成，上部较小，呈漏斗状，置于较大的壶上，壶内装入水，壶口垂直放入鹿茸，毛巾围好鹿茸周边，水烧开后蒸汽将鹿茸蒸软，利于切制，当变凉变硬时继续蒸制。图 65 中的鹿茸壶材质为铁质刷铜漆。纯铜壶目前已不多见。

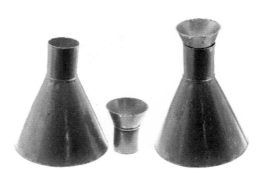

图 65　铁质刷铜漆鹿茸壶

三、陶瓷制器工具

1. 嘟噜罐

嘟噜罐是采用耐火土制成的陶器罐子，中部膨大，口部与底部略小，用来装盛矿石类药材，以便隔火抗烧，防止药材经受高热后崩裂粉碎。嘟噜罐有大小数种，可根据需要选择。

> **于按：**阳城罐为山西阳城地区烧制的一种耐高温的陶器，也有人将耐高温用于煅烧的这类陶器统称为阳城罐。阳城罐中器形较大者，称为嘟噜罐，当地炖肉常用，药行多用于煅烧药材。图 66 为阳城所产的嘟噜，高约 1 尺（33.33 厘米），外形粗犷，内部施釉。

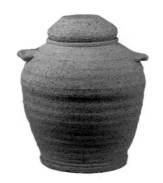

图 66　嘟噜罐

另有清代《疡医大全》记载的阳城罐，分上下两节，为炼丹用具，详见"第四章第四节"。

2. 砂锅

砂锅为陶制烹煮用具，大小不一，适用于煎煮忌铜、铁器的药材，见图 67。

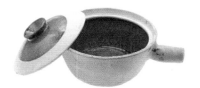

图 67　砂锅

3. 钵子

钵子是陶制容器，大小不一，用于拌润药物，盛药汁及辅料。搪瓷钵子更为清洁卫生耐用。

于按：此处的钵子不是用来研磨的，而是作为容器使用，基本是民俗习用的汤钵。与研钵的最大区别是：研钵以研磨粉碎为目的，内面不施釉，较为粗糙；钵子以盛装为目的，内面施釉而光滑。图 68 为酱釉汤钵。

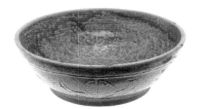

图 68　酱釉汤钵

4. 缸

缸一般为陶制的盛水容器，大小不一，适用于泡、浸、洗、漂药材。大量生产药材时，用水泥砌成的池子泡、浸、洗、漂更为适宜。

于按：目前缸多用高分子材料或不锈钢等材质。图 69 为民俗用缸，图 70 为其内壁阴刻，布满太极图案。

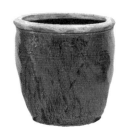

图 69　缸

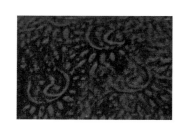

图 70　内壁太极图案

5. 瓷盆

瓷盆也是容器的一种，比缸浅，用途与钵、缸相同，但更便于曝晒，如制胆南星，宜用此类器皿拌制。

6. 乳缸

乳缸亦称研钵，是粗瓷制品，形如碗，厚，内壁粗糙，另装有一木柄的瓷锤，用于研捣药物。乳钵缸大小不一，大号的直径 1.5 尺（5 厘米），深约 5 寸（16.67 厘米），备有钵架方能使用。普通用的直径 8 寸（26.67 厘米），深 3 寸（10 厘米），以及直径 7 寸（23.33 厘米），深 2.9 寸（9.67 厘米）。中号直径 5.5 寸（18.33 厘米）、深 2 寸（6.67 厘米）。小号的直径 4.5 寸（15 厘米），深约 3 寸（10 厘米），以及直径 3 寸（10 厘米），深 1 寸（3.33 厘米）等。乳钵式样敞口者，适用于细研粉末，新式深高者，便于搅拌，不适宜研细粉。

于按：乳缸目前习称乳钵，过去存世的老乳钵尺寸没有定式，一般直径 10～25 厘米，还有更大或更小者。图 71 为清代青花乳钵，口径 14.5 厘米，高 5.8 厘米。

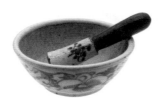

图 71　清代青花乳钵

7. 瓮

瓮是陶制容器，形如圆桶，上口略小，中部膨大，用于贮藏药料。

于按：民俗器物的名字，有时没有明确的定义，如图 72 的瓮，亦有人称"坛"甚至"嘟噜"。

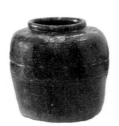

图 72　瓮

四、石制工具

1. 石磨

石磨为粉碎药物之工具，一般直径 1～2 尺（33.33～66.67 厘米），厚 8 寸～1.2 尺（26.67～40 厘米），大小可按具体需要选择，过大则宜动力带动（如使用畜力、水力）。

于按：《济阴纲目·卷六十四》修制时明确处方药物"为极细末，须用石磨石碾，不见铁"。

图 73 为上下两个圆形石磨盘相叠安置在石板或木板上，上部的磨盘有入料孔，物料由此向下落入到两盘的接触部位，接触部位凿有纹理，通过转动上部的磨盘，借助重力，使粮食或药材粉碎。

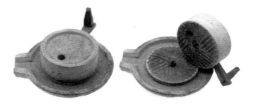

图 73　石磨

2. 石研

石研是粗石制成的圆形大磨盘，上置圆柱形滚筒，两端结合，磨盘与碾筒之表面均凿有横棱纹，磨盘的一方略低，开一小孔，当药材被粉碎后，便从小孔处漏下。石研的作用与石磨相同，以往用畜力带动，现代多用电力带动。

于按：圆柱状石研用于在石盘上滚动碾压药材或粮食等，以达到粉碎的目的。过去多为人力或畜力拉磨，药厂则使用电力带动石研，电动装置有一个碾砣的，也有两个碾砣的。

图 74 为石研模型。

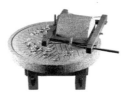

图 74　石研模型

《本草纲目·第一卷》在序例中指出："凡诸草木药及滋补药，并忌铁器……丸散须用青石碾、石磨、石臼，其砂石者不良。"

《养生四要·卷四》针对何首乌的粉碎则记载有"曝干，用石碾、石臼取末，勿犯铜铁"。

3. 石臼

石臼是用粗糙的大石块凿成的，为方形或圆形，中有凹窝，大型的石臼多为脚踏式，将石臼固定在一处，另设木架，装置踏板，另一端装置石杵，用单足一踏一放撞击药材。小型的多为手桩式，只需石臼和石杵，不用木架等设备，适用于少量药物之杵捣。

于按：带有踏板装置的石臼，形体较大，有的地方称其为"石碓"，使用时，用脚踏石杵柄端，随着另一端杵头起落，捣碎谷米或药材等，如图75。较小的石臼，多为民间百姓日常生活所用，多用于捣碎蒜、花椒等食材，过去药铺亦用于捣药，现在基本不用，图76为石杵臼，皮壳色黄，包浆浑厚。

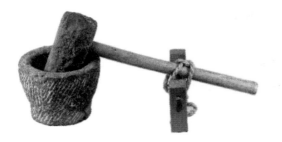

图 75　石碓

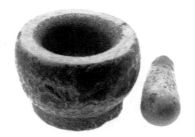

图 76　石杵臼

4. 磨池

磨池由粗石凿成，形如砚池，长8寸～1尺（26.67～33.33厘米），宽3.5寸～4.5寸（11.67～15厘米），厚2～3寸（6.67～10厘米），四方平正，上面略凹，前端较坡，上端中部有突出小嘴，可流药材，适用于水磨药材，如犀角、羚羊角、沉香、槟榔、郁金等。

于按：根据上文描述，搜集到图77器物，状如磨池的砚台状研磨器。图77为青石材质，形如长方形砚台，顶面呈向下的斜坡，表面被沟痕刻画出菱形突起，斜坡下方有凹槽，左下方边角有流口。过去用于研磨天然矿材，如块状的朱砂等。

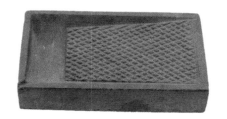

图 77　砚台状研磨器

> **于按：** 磨池原为长方形，中间有流口，为了使研磨的药粉更加细腻，顶面没有凿棱纹，而是如磨石一样的平面，以药物与石头本身的摩擦来取粉。其中需要用水来辅助研磨，防止粉末飞扬造成浪费，同时利于药粉的收集。

我们知道了其形制与原理，具体操作就很容易了，所谓的磨池，就是用一定形制的石头研磨角类药物以达到粉碎的目的。至于石头是方形还是圆形并不重要。以图 78 中的青石砚台实验，用水牛角块在其内短暂研磨即可看到被磨碎的水牛角粉。

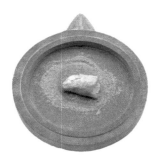

图 78　青石砚台

过去老中医家里有羚羊角、犀角块（现已不用），用时，直接将其用碗、碟底部磨一磨，连同水一起喝掉。因为过去的老碗或碟，有些底面有不带釉的地方，较为粗糙，可以磨物，如图 79。

最简单实用的就是用普通的洁净钢锉研磨，尽量用新钢锉，保证锉体不带锈，否则锉下来的药粉带有锈色。

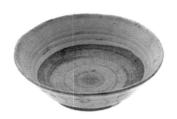

图 79　老碗

5. 磨刀石

磨刀石呈长方形，质粗，专用于磨刀。

于按： 过去的磨刀石，取自质地适宜的天然石材，根据需要，选择不同质地的石材，质地有粗有细。目前较小的磨刀石多为合成加工制作，并非使用原始天然材质制作。图 80 为天然磨石，带木匣。

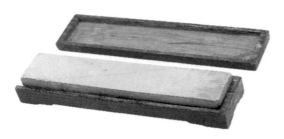

图 80　天然磨刀石

五、木制工具

1. 木盆

木盆即通常用的大型木制盆，有椭圆和圆形两种。椭圆形木盆，长约 3 尺（100 厘米），宽约 1.7 尺（56.67 厘米），深约 7 寸（23.33 厘米）；圆形的直径约 2 尺（66.67 厘米），深约 5 寸（16.67 厘米）。木盆大小不等，根据需求选择合适的尺寸，是洗浸药材不可缺少的工具。

2. 蒸桶

蒸桶即木甑，呈圆筒状，大小可根据需要而定，上面有盖，底部有屉，用以放置锅上蒸制药材。

3. 烘桶

烘桶呈圆形筒状，直径约 1.8 尺（60 厘米），高 2.5 ～ 3 尺（83.33 ～ 100 厘米），上无盖，下无底，内可放置烘炉燃火，上可放置放铁算烘药，有条件的地方，用电烤箱烘药更为理想。

4. 木烘箱

木烘箱，长方形，如合状，又似蒸馒用的方笼屉，分层重叠，大小不一，底层放火盆燃火，中层为铁丝织成的网状，交错通气，便于传热。

另一种形如木柜，大小不等，内壁以铁皮包裹，中以铁条分层，上置方形白铁筛，筛上放置药材，底层用火盆燃火，烘使之干燥，一般有 3 ～ 4 层，多者热力不能烘透。

5. 木筛柜

木筛柜类似磨坊用的罗面柜,上面有活页盖子,内装绢筛,有人力脚踏的,有用电力带动的,适宜制药厂或范围较大的药铺筛药,亦可筛面用。

6. 榨油器

榨油器形如大木凳,上截有活动的木块顺木槽排列,用于榨千金子等药材的油脂,大小当根据需要而定。

于按:图81为榨油器,是民俗中多用途的器物,顶部为整木制作,内部横向掏空相连。药行用其制霜,将药物包好放入图示为3的方槽内,通过撞击嵌入木桩1,横向挤压木桩2,力量向3方向挤压,从而达到制霜加压力的目的,过去民俗土法榨油装置与此理同。有时,民俗用其压制烟砖,用于刨烟丝。

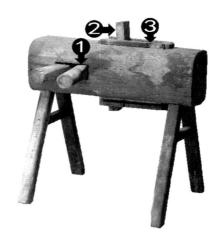

图81　榨油器

7. 木桶

中医药器物的木桶即通常用的水桶、吊桶等。

8. 砧板

中医药器物的砧板与民俗通常所用的砧板相同,用于切药。

于按:有时铁质的砧板可用于坚硬药材的敲打锤砸。

9. 木锤

木锤是木质的锤,大小不一,用于敲击软质药物,如图82。

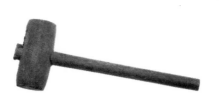

图 82　木锤

六、竹制工具

1. 竹扁子

竹扁子又名浅子，形圆，边浅，底平，无眼孔，是用细竹编成的席状器物，直径 1.6 ～ 2.8 尺（53.33 ～ 93.33 厘米），框高 1.5 ～ 2 寸（5 ～ 6.67 厘米），适用于晾晒药物，见图 83。

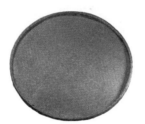

图 83　竹扁子

2. 竹筛

竹筛呈圆形，浅边，底平有孔，直径 1.6 ～ 2 尺（53.33 ～ 66.67 厘米），四周边高约 1 寸（3.33 厘米），底面孔眼大小不一，根据孔的大小分为下列几种：

大眼筛：每个眼孔约 4 平方分（约 0.44 平方厘米）。

中眼筛：每个眼孔约 1.5 平方分（约 0.17 平方厘米）。

小眼筛：每个眼孔约 1 平方分（约 0.11 平方厘米）。

细眼筛：每个眼孔约 0.8 平方分（约 0.09 平方厘米）。

另有大眼圆孔，或六角形孔眼筛（俗称半夏筛），式样相同，不再分述。筛多为竹制，见图 84，也可以用藤编织。

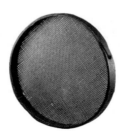

图 84　竹筛子

3. 罗筛

罗筛是采用竹片或木片做成的圆筐，大小不一，筐底用丝绢、细铜丝、马尾或细铁丝纱做成，根据密度分为马尾罗、铁丝纱罗、细罗、绢罗等。

马尾罗：罗筛底为马尾织成，粗的每平方寸（11.11平方厘米）约有30个孔眼，细的每平方寸约50个孔眼。

铁丝纱罗：罗筛底为铁丝纱做成，每平方寸（11.11平方厘米）有16～20个孔眼。

细罗：罗筛底为丝绢或细铜丝织成，每平方寸（11.11平方厘米）约有80个孔眼，此外还有头罗筛、二罗筛，罗底孔眼每平方寸（11.11平方厘米）有100～130孔，细的每平方寸（11.11平方厘米）150～200个孔眼，供筛细粉用。

图85为铜筛，细铜丝筛底，已腐蚀。

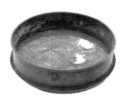

图85　铜筛

4. 套筛

套筛即细罗筛，外有圆形木套，上下两层，上覆盖，中嵌罗筛，全高约8寸（26.67厘米）。套筛可使研细的药物粉面不致飞扬浪费。

> 于按：套筛材质不绝对，主要原理就是将筛子上加一个盖，下加一个接药粉的盘，使筛子上下封闭，防止在过筛的时候药粉飞扬。

图86为铜质套筛，使用时将两节铜筛（图示2）放置在铜接盘（图示3）上，将药粉放入药筛（图示2）中，盖上筛盖（图示1），即可使用。

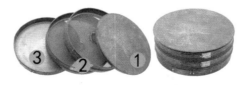

图86　铜套筛

5. 龟板筛

龟板筛呈半球形，底部突起，以宽竹条编织，每个孔眼相距5～6分（1.67～2厘米），用于筛体积较大的药材。

> 于按：半球形的筛子，称为"龟背筛"似乎更形象些。

6. 淘箩

淘箩与常用的淘米筐相似，大小不一，供淘洗少量药材用。

7. 箩筐

箩筐为竹丝编成，圆筒形，直径约 1.5 尺（50 厘米），高约 2 尺（66.67 厘米），筐口两边有耳，由口到底，微呈斜形，周围有细缝隙，供淘洗药材用。

8. 蒸笼

蒸笼即通常蒸制食品的用具。

9. 竹把子

竹把子是用竹丝扎成的把子，顶端扎紧，下边分散而有弹力，俗称"笂帚"，供切药时握药用。另有一种，较为粗短，下端竹丝多蓬开，为扫掸药材之用，俗称"竹刷"。

10. 压板

压板是长 6 ～ 7 寸（20 ～ 23.33 厘米）毛竹半片（pán），削薄如瓦状，用以固定药材，便于切片。

11. 竹簸箕

竹簸箕即以竹子制作而成的簸箕。

12. 扫帚

中医药器物的扫帚与通常之扫帚相同，需多备小号，供制药用。

13. 水帚

水帚即小号扫帚，以裹扎紧密者为佳。

14. 油刷

油刷，以细竹的一端劈开，把折好的布片夹入，然后扎牢，用以蘸油刷药刀。

15. 藤筐

藤筐为柳条编织而成，圆形，口面直径有 1 尺（33.33 厘米）、1.2 尺（40 厘米）、1.4 尺（46.67 厘米）、1.6 尺（53.33 厘米）、1.8 尺（60 厘米）之分，大小不等，式样均同。

七、其他用具

1. 炒炙药灶

炒炙药灶，是由砖或土坯砌成的单锅或双锅灶，而锅有平、斜两式。一般都习惯用平锅，因为翻炒便利，且药材接触锅面热力面广而匀，斜面锅则反之。

2. 蒲包

蒲包大小都需要，供装药、盖药用。

3. 麻袋

麻袋粗细大小均需备之，供装药用。

第三节　形质各异的药碾

碾，是民俗中较为常用的器物之一，用于碾碎物体，可用于各行各业，也是药铺必备的工具之一。药铺的碾，又称推碾、铁碾船、铁船、惠夷槽，习称"药碾子"，多为船形，内有碾轮（碾盘），碾轮中穿横柄，便于施力。有时为了增加稳定性，碾船底部会安装底座；还有的设置有木托架，并有推拉装置。中华人民共和国成立初期有电动药碾，现已不用。

具体碾的起源尚不可考，但是最普通常见的铁碾，目前能看到的最早记载是唐代的相关描述，如唐代诗人齐己作的诗《尝茶》，诗中有"石屋晚烟生，松窗铁碾声"的描述。与铁碾同为金属材质的铜碾，出土于法门寺，也是唐代时期所造。可见，铜碾、铁碾在唐代已有使用，而木碾、陶碾、瓷碾、石碾等，可能使用得更早，明代铁碾尚有存世。

目前的一些碾，时期为中华人民共和国成立后的居多，近代的比较少见，因为铁器容易生锈，不易保存。其实，早期铁碾的造型与现代的稍有不同。

早期铁碾一般为船形（元宝形），船体上缘多不平，呈现两端高中间低的形制。

中华人民共和国成立前的铁碾，船体上部边缘一般很少有檐，船体两侧，一般一侧甚至是两侧都有开口。特别注意的是，这个时期的铁碾，一般没有"流"槽，之后的铁碾一般有"流"槽，同时结合铁碾包浆状态等信息，可以综合判断其新旧程度。

从文化角度讲，碾只要看着有点老气，能够表达过去的文化，就有价值。从收藏角度讲，还是收藏比较典型的老器物更好一些。

根据工作需要，药碾被制造成不同大小，较小的多放置于桌面柜台上，用于临时碾压破碎；较大的放置于洁净无尘的地面上，便于双脚踩踏轮柄碾压药材；再大一些的，则是人站在轮柄上部，利用身体的重力碾压药材，此时的碾船底部多用木头打造一个方形底座以加强稳定性，同时，为了保持身体平衡，一般有横杠等辅助设施用于双手扶执，使碾药者的身体平衡稳定；还有更大的碾，辅助一些设施，可以利用推拉等方式进行操作。

碾压药材时，根据临床需求的不同进行不同的碾压，并使用筛具进行筛选，筛选出较细的药粉后，较粗的颗粒经过曝晒烘焙等操作继续碾压，直至碾细为止。有时只是需要稍微碾压一下，就进行调剂使用了，并非都要碾成细粉。

碾压时，如果不想碾压过细，只想碾成粗颗粒，则可以选择较小一些的碾轮，碾轮放在碾船里的时候，碾轮接触不到碾船的底部，这样碾后的药物就不至于过细。比如有时配制一些外洗药，需要将部分药材稍微碾碎一下进行调剂。

如果想要将药材全部碾细，越细越好，则需要将碾船清洁干净，药物暴晒或烘焙干燥后及时碾压，碾压成粗粉时，碾轮需要与碾船成一定的角度进行碾压，而不是碾轮与船体平行，此时可以听到碾压药材的"沙沙"声响。由于碾船的工作效率较低，现在已经被非常流行的小型粉碎机取代。只需要初加工一下，不需要细粉时，依然需要使用铁碾来完成碾压操作。

图 87 为明末清初的铁碾，船形（亦有描绘为元宝形），碾盘有 3 条圆环状同心沟痕形成的环纹，中孔方形，穿木柄。碾船两侧面都有突起的卷曲状云纹，足部扁平，足碾结合部有向上放射的鸡爪样条纹，碾船体部上缘无边檐。

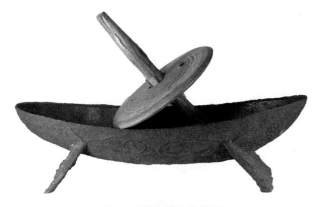

图 87　明末清初的铁碾

图 88 为清代铁碾，中部有铸造痕，两端各两条铁柱为足支撑碾船。这种分足式的铁碾也是清代铁碾的特征之一，各分足顶部有向上的鸡爪状放射纹，碾船上缘无边檐，两端无流口。

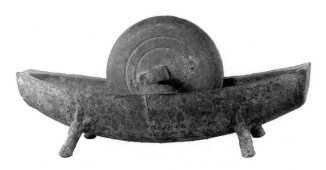

图 88　清代铁碾

图 89 为晚清民国时期的铁碾，船体元宝形，外形中间凹、两边高。船体上缘有边檐探出，碾盘与铁质碾柄被铸为一体，碾柄因与碾船边缘摩擦，已被磨损大半，让

人想起过去那句"只要功夫深，铁杵磨成针"的佳句。前辈们的匠心，令人赞叹。

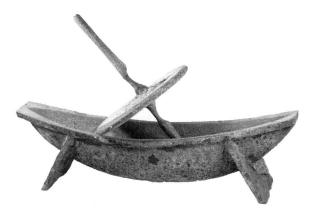

图 89　清民国时期铁碾

为了取用方便，常将铁碾的一端或两端做成平截开口状，以便被碾碎的药物倾倒取出。

图 90 为铁碾，两端平截开口，一端稍有小磕。船体内侧及碾轮已见成片的腐蚀脱落。

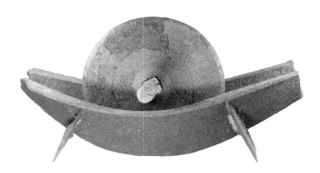

图 90　两端呈开口状的铁碾

图 91 为嵌入木框的铁碾，使用者双脚踩在碾轮铁质横杆上，借助身体重力碾压药物，铁碾底部嵌入木框，增加铁碾的稳固性。

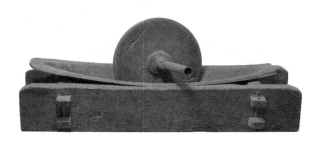

图 91　嵌入木框的铁碾

图 92 为鼎形铁碾，长约 20 厘米，极其厚重。过去较小的碾，为了方便取用，多放置于桌子上，用手转动碾轮碾压一些药物，有老药工称此类较小的碾为桌碾。

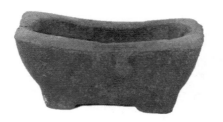

图 92　鼎形铁碾

过去有些药物的制作是忌使用铁器的，此类药物碾压需要使用石碾船，见图 93、图 94。

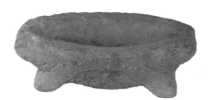

图 93　石碾 1

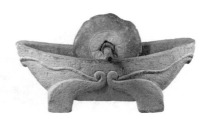

图 94　石碾 2

笔者在古代医药文献中尚未发现木碾的记载。唐代的《茶经》，是中国乃至世界现存最早、最完整、最全面介绍茶的专著，书中对木碾从材质、外形、大小等方面有着非常详尽的描述，想必古代茶道多用此物。

《茶经·四之器》记载："碾，以橘木为之，次以梨、桑、桐、柘为臼，内圆而外方。内圆，备于运行也，外方，制其倾危也。内容堕而外无余木，堕，形如车轮，不辐而轴焉，长九寸，阔一寸七分，堕径三寸八分，中厚一寸，边厚半寸，轴中方而执圆，其拂末，以鸟羽制之。"

目前的存世木碾，大多为船形，图 95 的木碾呈长方形，形制基本符合陆羽《茶经》的记载，较为少见。按说，茶也入药，同时，木碾也确实可以碾药，因此，木碾也可算作中医药器物。

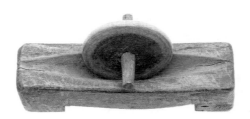

图 95　木碾

中国作为陶瓷大国，有着悠久的陶瓷文化。碾自然也有陶瓷材质的。古代，有些药物有忌使用铁器的要求，同时冶炼技术也没有今天发达，因此有人认为过去主流使用的药碾是瓷质的，如图96的瓷质药碾。随着工业的发达，冶炼技术的进步，如今金属的碾较为盛行。

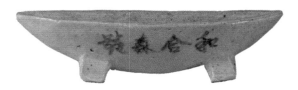

图96　瓷质药碾

图97与图98为陶碾。

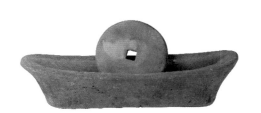

图97　陶碾1

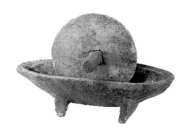

图98　陶碾2

随着社会的发展，有些材质的碾已经基本退出使用，但是，过去劳动人民就地取材，发明创造了很多劳动工具，推动了中医药文明的发展，至今，这些器物依然是华夏民族的伟大文化遗产。

第四节　中药破碎工具之擂钵

中药里有一部分在临方调剂时是需要捣碎的，以增加其疗效。《中国药典（2020版）》中有砂仁、沉香、肉桂、阿胶等数十个品种需要用时进行捣碎（破碎、粉碎）处理，对中药进行破碎，从古至今都是一个常用的炮制方法。

《说文解字》记载："臼，春也。古者掘地为臼，其后穿木石。"《周易·系辞下》也说："断木为杵，掘地为臼。"

杵臼文化深入人心，"只要功夫深，铁杵磨成针"，提起"铁杵磨针"的典故，相信大家都不陌生。

除民俗日用之外，每逢中秋佳节，全民赏月吃月饼，总是会有传统的民俗图案模印在月饼表面，应用最为广泛的当属"玉兔捣药"传统图案了。图99为兔捣药月饼印模，展现了传说中广寒宫内玉兔用杵臼捣药的场景，体现了人们追求健康养生的美好愿望。

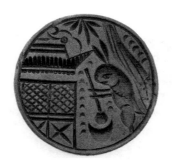

图 99　兔捣药月饼印模

杵臼取材多样，有玉、石、陶、瓷及金属等材质。虽然杵臼使用的原理一致，但是在发明创造过程中，外形不尽相同，尚有部分周边国家的杵臼流入国内使用。

因为杵头呈圆形，平时捣药后常常临时将杵放到桌面或柜面上，而圆形的杵头很容易在桌面滚动，甚至有滚落坠地的风险，所以有人发明了纵向半球形的杵头。一面较平，可以将其平稳地放在桌子上防止滚落，如图 100。

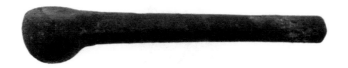

图 100　半球形杵头

杵臼根据用途，又有蒜臼，盐锤等名称，而用来捣药的，则称为药臼，或药缸子，捣药缸，捣药桶，药冲子，冲桶，打桶、擂（léi）钵等。

图 101 为清代药臼，臼体铸有"嘉庆十三年铸"。

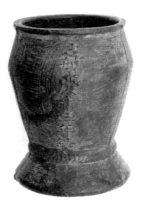

图 101　清代药臼

晚清时期的药臼，臼身中下部常有分足，数目一般为 3 ～ 6 个。此类器物有时也被作为香炉使用。

图 102 为晚清风格的铁臼，臼体上中部有水波样纹理，中下部附 5 足。

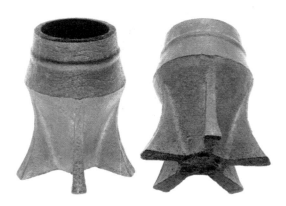

图 102　晚清风格的铁臼

图 103 为晚清民国时期的铜臼，底部与侧壁都被敲击得坑坑洼洼。

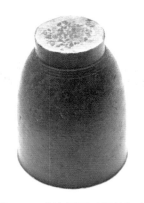

图 103　晚清民国时期的铜臼

传统药臼在使用时，为了避免药物残留，捣碎倾倒药臼时，有时会用杵锤敲打药臼，具体情况如下。①只打底部：药臼向外倾倒药物时，只敲击臼底部。②只打侧壁：药臼向外倾倒药物时，只敲击臼侧壁。③底侧均打：药臼向外倾倒药物时，底部侧壁随机敲打。④哪都不打：药臼向外倾倒药物时，不敲击臼体。

中药里面常说"十籽九捣"，同时，坚硬的、块大的，特别是矿石、贝壳类等难于煎煮的药物，在调剂时常常需要将其捣碎，处方疗效才会更好。

曾经有调剂人员将处方中的生石膏没有捣碎就付给了患者，结果患者高热一直不退，被医生发现并及时纠正，再调剂时将生石膏捣碎处理，患者才得以痊愈。

关于臼的内部特点，在过去，传统的铜臼、铁臼等，臼内底部较为宽平，此时的杵头也是平的，使杵头与杵臼底部能够较好地协同使用，见图 104。

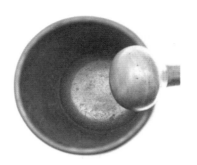

图 104 臼底宽平

而目前的臼，底部多为凹形，为了杵头能与底部更好地嵌合，杵头也做成了水滴状，所以目前的杵头多呈水滴状，杵头顶面有一定的弧度，如图 105。此事并不绝对，过去药臼内面底部也有不平的，现在的药臼内面底部也有平的。

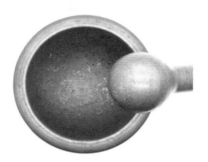

图 105 臼底凹形

关于执臼的手法，一般是左手虎口向下抓取臼体底部，然后翻手使臼底向上，右手用杵敲击臼体或用杵搅出捣碎的药物，同时需要注意的是，用后的杵臼需要及时清洁，以便下一次使用时不污染其他药。

虎口向下，握住药臼，如图 106；翻转，虎口向上，倾倒药物，见图 107。

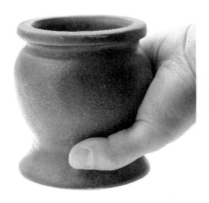 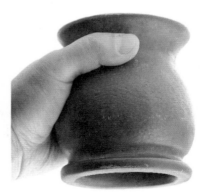

图 106 握住药臼　　　　　图 107 倾倒药物

北方地区的老药铺一般用一个木桩放置药臼，以免药臼放在柜台上导致台面磨损，放置药臼的木桩一般习用关黄柏制成。现在有的药铺依然有这种用法，还有的使用焊接铁架作为底座。图108底座为厚朴树桩。

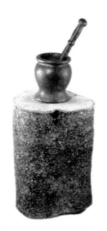

图108　厚朴树桩底座

在2011年10月29日恩施日报（网络版）上，刊登了中华人民共和国成立前老中医后人的回忆文章，作者蔡元亨、刘绍敏，他们在《老城的药铺和中医学会》中写道："舂臼是按一定'引子'（乐谱）舂响的。'引子'是'开神方，开灵方，药王菩萨开仙方'。这里的'方'，是药方。敲出来的声响串起来就是'哐嘟哐、哐嘟哐、哐嘟哐嘟哐嘟哐'。"

上段文字对药臼的使用节奏进行了形象的描述。当然，工作中在敲击药物的时候，常常根据不同药物的质地随机敲打，各随习惯，不一定会有人为节奏上的约束，但是敲击起来确实声音悦耳。

第五节　乳钵用法与器具欣赏

有的中药需要研磨极细方可使用。当中药用量较小时，乳钵就成了最常用的临方炮制工具。

临床内服常用的朱砂、琥珀等一般都需要研磨得非常细。有时外用的煅石膏、雄黄、轻粉、乳香、没药、冰片等亦需研至极细。

笔者刚参加工作时，老中医常告诫："轻研冰片，重研朱砂。"也就是说，研磨冰片不能太用力，否则冰片容易黏附在乳钵壁上不易研磨成粉。而研磨朱砂时则需要用力，以研磨至无声响，不见亮星为度。因为朱砂在颗粒较粗的情况下研磨会有较大的声响，且有反光，所以在没有研磨到规定的细度时，可以看到反光点，也就是亮星。研磨轻粉，也同样要求研至不见亮星。因为上等的轻粉雪白如晶体，也有反光，研磨后颜色由白变晦暗，没有反光点，才算研磨的粒度合格，符合临床的使用标准，治病效果才更好。

另有水飞法，将待研磨的药物加入水后进行研磨，研至一定程度时，将浑浊的水倒出，静置片刻，待其澄清，撇除上清液，余下的药渣继续添加水进行研磨。水飞法可以减少机器粉碎时产生的高温对药物产生的不良影响，比如朱砂高温时容易有汞析出，雄黄高温时容易被氧化成砒霜等。如果这些药用量较小，需要极细的粒度时，可以选择水飞法。水飞法还可以避免药物研磨时的迸溅，有时水还能带走某些药物的毒性物质。

图 109 为明末清初的乳钵，通体青花颜色发暗，有冲，老锔钉。

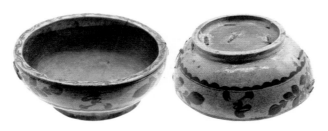

图 109　明末清初乳钵

图 110 为清早期乳钵，青花色较深，已经使用破碎，伤痕累累，钵体布满铁锔钉，看来古人还是很节俭的。

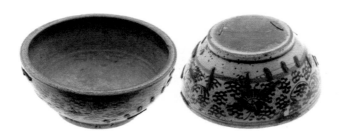

图 110　清早期乳钵

图 111 为清中期乳钵，画工精细，锔钉多已脱落。

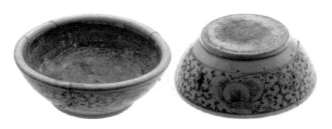

图 111　清中期乳钵

图 112 为清晚期乳钵。

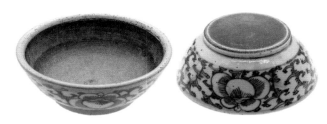

图 112　清晚期乳钵

传统乳钵主要用于研磨和搅拌，中华人民共和国成立后的一些中医药文献，在一定程度上受西方相关工具的影响，将乳钵分为两种，一种是尖底乳钵，呈锥形，与普通的乳钵基本一致，主要用于研磨。另一种是平底乳钵，钵壁垂直，底部宽平，主要用于搅拌。这应该是根据一些学术书籍制定的分法，从笔者搜集到的一些近代国产乳钵来看，乳钵造型虽有变化，但没发现上面说的这两种有明显区别的乳钵器形。

图 113 为平底乳钵，图 114 为尖底乳钵。

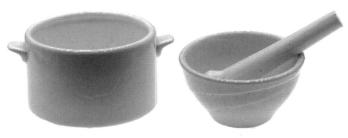

图 113　平底乳钵　　　　　**图 114　尖底乳钵**

在工作实践中，人们逐渐积累经验，总结出更加合理的使用乳钵的方法，具体如下。

（1）打底套色法：是将中药粉末进行混合的一种经验方法。首先将量少、质重、色深的药粉放入乳钵中，即"打底"，用其他色浅、量多的药粉饱和乳钵；然后将量多、质轻、色浅的药粉分次加入乳钵中轻研，使之混合均匀，即"套色"。

（2）等量递增法（配研法）：由于配方药味较多，各药成分比例相差悬殊，不易混匀，因此采用等量递增法（配研法）效果较好。取小量的组分和等量的量大的组分，混合均匀，再加入同混合物等量的量大的组分混合均匀，如此倍量增加，直至加完全部量大的组分。

图 115 乳钵内壁呈红色，为研磨朱砂类红色药物时，药物细粉浸入钵体，导致内面呈现红色。为了避免与其他药相混，这个钵专门用来研磨朱砂等红色药物。有些药物有颜色的同时还有较大的毒性，为了避免污染，有时药铺还配备这些药物的专用乳钵。

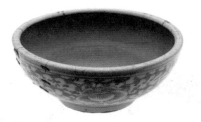

图 115　朱砂专用钵

图 116 为晚清民国时期的清花山水乳钵，内壁呈黄色，因经常研磨雄黄、雌黄等药物，细粉浸润瓷钵内壁所致。即便是专用乳钵，在使用前和使用后也要及时洗净。

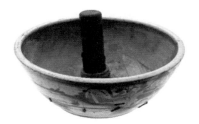

图 116　雌黄、雄黄专用钵

乳钵除陶瓷烧制的以外，还有其他材质的，图 117 为岫玉雕琢而成的玉质乳钵。直径约 12 厘米。

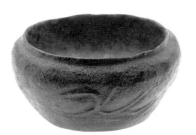

图 117　岫玉乳钵

图 118 乳钵直径约 30 厘米，边缘带有流口，水飞研磨时，利于液体倾倒流出，方便操作。

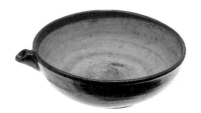

图 118　酱釉带流乳钵

图 119 为福建漳州地区民国时期仁春堂的白釉乳钵，底部墨书：十八年己巳菊月，仁春堂。

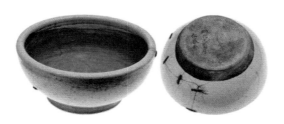

图 119　民国白釉乳钵

乳钵使用后，内壁总是容易黏附一些药物，古人在没有现代化学试剂去污的情况下，总结了当时的清洁技巧。比如在《古今医统大全·器物类第八》中记载："洗乳钵，乳钵研乳没、儿茶之类，欲洗净，以雪水洗之则净，夏月用碎冰洗之，或以泥土入盐洗之则净。"即降低温度，使胶质类的药物变得硬脆，或增加吸附力、摩擦力，使残渣除净。古人总结的方式方法，时至今日，依然有借鉴意义。

乳钵使用注意：①研磨、搅拌剧毒药如砒霜、轻粉等，需要用单独的乳钵，不可与平时的内服药乳钵混用，用后及时清洗干净。②不可用于研磨易燃易爆的物质。③以研磨为主，不可用于捣碎药物。④每次研磨的药物量不宜过多，一般最多不超过乳钵容量的三分之一。⑤由于不同颜色的药物容易黏附于乳钵壁上，不易清洗，甚至渗入到乳钵胎体内部造成乳钵内壁染色，故容易染色的药物如果使用率较高，可以配置专用乳钵，如朱砂专用乳钵，雄黄专用乳钵。

如果一个人 1949 年 16 岁参加工作，到现在也有 90 多岁了，这样的老药工目前已经不多见，所以我们从老一辈那里学来的东西不一定是遵古的。

前面提到的"研磨乳钵"和"搅拌乳钵"，包括很多人认为是中药调剂传承下来的打底套色法等，可能都是现代药剂学借鉴了西方的内容，并非中国古代的东西。虽然尚未查询到古代这类学术名词，但是古人也一定有合理的办法将药粉混合均匀，工作原理应该差不多，只是说法不同而已。

第六节　见刀识帮之铡刀样式

一、药帮概说

学术界过去有"见刀识帮"的说法。如果以省为帮的话，目前常说的药帮有京帮、川帮、江西帮（包括樟树帮、建昌帮），京帮、江西帮都有自己的特色刀具，而川帮使用的药刀，从目前掌握的资料来看，与樟树帮药刀刀形基本一致。

中药还有"十三帮"的说法，据相关文史记载，正式提到"十三帮"的文字，是清同治四年（1865年）《河南彰德府武安县合帮新立碑》的记载："凡客商载药来售者，各分以省，省自为帮，各省共得十三帮，而河南彰德府之武安帮独阙。"而此时的药帮，主要内涵是表达其各自的经营特色，如关东帮卖人参，江西帮卖枳壳等，与药学技术没什么关系，更没有"见刀识帮"的说法。后来人以讹传讹，认为中药有"十三帮"，每帮各有一把自己特色器形的药刀，这种认知是没有依据的。

中药十三帮，仅限于安国药材市场在清代的某一个时期。全国各地药材市场众多，各药材市场也多有自己的药帮人员，但是与安国的十三帮几乎没有任何关系，比如武安帮，近代的武安帮曾经垄断了整个东北的药材市场，他们从安国进货后就回东北经营了，不会继续南下到四川、江西等地，所以四川、江西本地药材市场也会有药帮，但是没有武安帮。

另外，通过走访老药工得知，他们并没有听说过"见刀识帮"。药帮被赋予技术内涵是20世纪70～80年代的事情。虽然如此，全国各地从业人员所使用的药刀器形还是有所不同的，这一点在清代就有记载。下面将多年从全国各地收集到的药刀资料整理如下，供业界参考。

二、药刀的名词概念

（1）底座：用于安置、固定药刀，利于药刀操作。药刀一般都有底座，多为木质，也有的是在石头上嵌入木块以安装药刀。

（2）刀鼻：药刀前端带孔的部位，形如鼻，习称"刀鼻"。全国各地叫法习惯不同，也有将刀脑部件称为"刀鼻"的。

（3）刀鼻头：亦称为刀脑，为药刀前部的支撑部位。整体略呈长三角形或锥形，上部中间多分叉，将药刀与刀床前端置于分叉内，以木销或铁销固定，为了不伤刀鼻，材质以木销为宜。

（4）刀销：将刀身、刀脑、刀床组合后进行固定连接的小木棍或铁棍。一般直径约1厘米，长短不一。

（5）刀床：又名刀梁、刀桥，用于放置药物，使之便于切制，顶部多呈平面，形如床。有的中间裂开，可将刀片置于裂隙中，如后面提到的江西赣江地区的铡刀，该刀床形如桥梁，称之为"刀桥"或"刀梁"更恰当些。

（6）刀片：用于切药的主要部分，又名刀板、刀身、刀叶子等。

（7）挡板：有防止药材打卷、保持所切制的药片平整的作用。挡板立于药刀的斜面侧。过去有的药刀自带挡板，目前基本看不到本设置。

（8）挡木：用于遮挡饮片的木条。

（9）平面：药刀分为两个面，与刀床相接触的面没有刀刃，较为平坦，称为平面。一般多为右手执刀，刀鼻向前，刀床在操作者左侧，此时刀片的左侧面即该刀的平面。

（10）斜面：药刀不与刀床接触的一面，下缘被打磨形成斜坡形成刀刃，称为斜面。

（11）一字刀：刀刃平直呈一字形，见浙江刀。

（12）月弓刀：刀刃呈弧形外凸，如月似弓，故名月弓刀。药刀大多为此种形制。

（13）浪岩刀：刀刃部位由于磨损导致外凸的弧形内凹，形如波浪，故名浪岩刀，见禹州药刀。

为了便于理解，现以图120某机具厂生产的药刀为例展示药刀的组成。

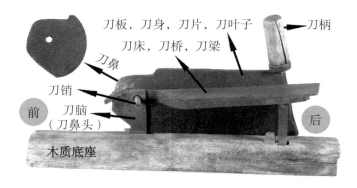

图120　药刀

三、刀形鉴赏

（一）湖北刀

1. 湖北汉口刀

药刀为老药铺必备的器物之一，清代中药炮制专著《办理易晰》记载："盖此时远近地方药店，所用之刀，通是汉口、亳州有造。且汉江之刀，张法轻小，所以钢火嫩柔，切之利于软药，不利于硬药也。但亳州之刀，张法重大，所以钢火老坚，切之利于硬药，不利于软药也。由此观之，则可知南北之钢铁火色水性有分别焉，凡开药店者，各买一把，取诸宫中而用之。"可见当时人们对药刀的重视程度。

清代，武汉汉口有一个非常著名的药帮巷，巷中药商店铺林立，中药业非常发达，是当时国内著名的中药集散市场。中药业发达，从业人员较多，药刀的需求量就大，于是，当地就有了药刀铺，并且随着从业人员的流动，当地的药刀也流向大江南北。

《办理易晰》中记载"南北之钢铁火色水性有分别"，故本文称汉口药刀为"南刀"，亳州药刀为"北刀"。

　　另外，近代老药铺曾经分别设有南刀部和北刀部，南刀部专切参茸、半夏、厚朴、肉桂等名贵药材，刀工精细；北刀部则专切苦参、升麻等价格较低的药材，比较而言，刀工较为粗糙。

　　通过对搜集的武汉地区药刀研究发现，事实确如《办理易晰》中记载的那样，南刀除刀片较小而薄外，整体略呈方形，前端刀鼻部位在刀刃的偏上部，运动灵活轻巧，适合切较小较软的药材。

　　《五金手册》在"五金行业的发展历史"中记载："武汉金属制品业除'汉口铜器'于清末民初在国内外享有盛誉外，近百年来，创造不少富有地方特色的传统名牌产品。经60年代初挖掘和恢复生产的有曹正兴菜刀、胡兴发剃刀、潘乾太篾刀、张同兴药刀、牛同兴皮刀、聂兴隆钟表锉、罗义顺刨铁、席祥兴斧头、杨和兴锥条和雕刀、李三泰锯条、黄兴发鱼钩等产品。自70年代后，有的被淘汰，有的则人亡艺绝，无以为继，维持生产和有所发展的只有曹正兴菜刀和席祥兴木匠工具。"文中明确记载了武汉五金业的发达程度，以及清代就负有盛名的张同兴药刀，单独的药刀能声名远扬，显然背后有一个繁荣的药材市场，由此可见清代武汉药材市场的繁荣程度。笔者专程去了一趟武汉的药帮巷，那里百年前青条石铺设的路依然存在，很少有人知道这条路曾经承载了中药业的繁荣。

　　一般情况下，药刀都是前低后高，收集到的张同兴药刀这种前高后低的类型实属少见，可能当地就是这个特点，也可能是根据客户需求定做的。

　　图121为晚清民国时期武汉汉口的张同兴药刀。

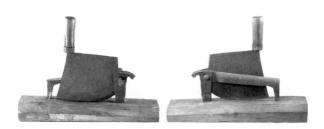

图121　张同兴药刀

　　为了便于理解，现将药刀参数标注，见图122。

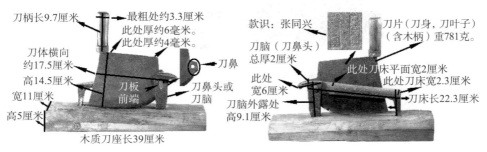

图122　张同兴药刀参数

20 世纪 60 年代，张同兴药刀曾恢复生产，众所周知，当时武汉的药材市场早已失去了昔日的繁荣，无法支撑一个专业药刀企业的发展，所以张同兴药刀行很快就消失了。

图 123 为张同兴药刀。

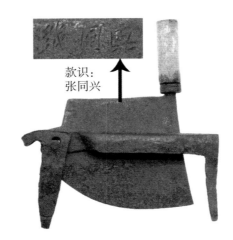

款识：
张同兴

图 123　张同兴款识

从器形上讲，汉口刀与目前的樟树刀几乎完全一样，并且，目前查阅到的药刀最早记载是清代汉口刀。清代，江西从事中药行业的人员遍布全国，同时江西也有老药工说当地的药刀源于汉口。种种迹象表明，汉口刀是目前樟树刀的原型。

2. 湖北宜昌刀

湖北省宜昌一带所产的药刀称宜昌刀，宜昌刀有与传统汉口刀刀形完全一样的，还有其他刀形的，其他刀形的特点是刀刃微微呈弧形，刀鼻在刀体前方中下部，见图 124。

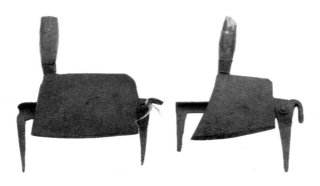

图 124　宜昌刀

宜昌铡刀形制多变，大都较小较薄，有明显刀鼻，偶有不明显的。药刀一般需要用刀脑将刀梁与刀片固定，见图 124。而宜昌铡刀有时没有刀脑部件，而是刀片与刀梁直接以销子连接在一起，见图 125。

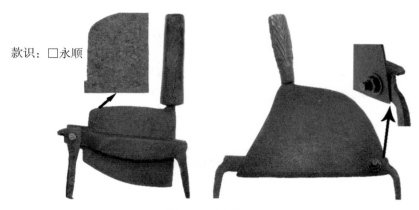

款识：□永顺

图 125　宜昌铡刀

（二）亳州刀

亳州地区的药刀称为亳州刀，至今依然在传承。亳州刀刀片较大，整体较圆，刀柄部垂直向下，后部截平。目前药刀多为机器锻造，药刀整体规整。清代就有亳州刀宽大厚重的记载，适合切制较大较硬的药材。

图 126 为亳州药刀，前后长 37 厘米，上下高 34 厘米。刀上缘厚约 6.5 毫米。

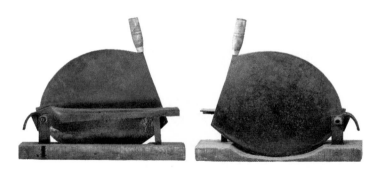

图 126　亳州药刀

（三）安国刀

曾作为同仁堂主要药源基地的安国，当地繁荣的中药材交易催生出相关产业，药刀需求量较大，所以安国有数家有名的药刀铺，安国所产药刀称安国刀。据安国当地老药工回忆，当时福盛炉的药刀非常知名，以"南福盛"为正宗，同时也出现了多家仿制的字号。民国时期，福盛炉的东家为躲避战乱去了天津，并更名为"药刀王"。福盛炉药刀的特点是刀头如鲇鱼，习称鲇鱼头，如按药帮划分，其属于京帮药刀的典型制式。

《吕氏春秋·孟冬纪》载："物勒（刻）工名，以考其诚。工有不当，必行其罪，以究其情。"由此可以看出，此时"物勒（刻）工名"是为了明确生产者，如果产品出了问题便于追究责任。后来，人们在商品上打上自己的款识，则是体现匠人对品牌与技艺的自信。

据河北省安国老药工介绍，药刀打上字款，是表示本店铺对自己的产品负责，如果使用过程中出现了意外损坏，可以拿着这把破损的刀去更换新刀。

以下为福盛炉与其后期演变为"药刀王"的相关资料。

据《天津文史资料》（2001年，第4期）记载，"药刀王"原名王云龙，由于祖传技艺专门制造药刀，产品优良，历史悠久，药刀錾有"药刀王"标记，"药刀王"遂成了他家世袭的绰号。他于1938年冬由安国（祁州）迁来天津，店铺设在红桥区赵家场大街福安里，字号是忠福盛药刀炉，其所制药刀是切割中草药的专用工具。

1938年，日寇入侵安国时，"药刀王"的店铺被日寇焚烧，安国的各药材店也因日寇侵扰不能营业，纷纷迁来天津，全国药材贸易中心便转移到天津。由于药刀与药材行业有着紧密的关系，"药刀王"王云龙也只好伴随药材行业迁来天津。当时天津虽原有一些刀具作坊，但都不做药刀，因而"药刀王"在津独树一帜。

"药刀王"制刀所用原料是旧钢轨，并无特殊，但在操作技艺上有独到之处。每只药刀由三个部件组成：刀片、刀床、刀鼻。刀片采用黏钢技术，刀片有一定洼度，术语叫"堂"。刀片、刀床、刀鼻最后组装，校对一致，叫"搬堂合口"。刀床、刀鼻上各制一个钢点（疙瘩）作标准，与刀面相接触，是一个关键部位，角度距离稍有偏差，即不适用。若由于长期使用，钢点磨低，刀就不能再用了。刀片开口然后配套出售（一般刀具俱不开口），其淬火均匀适度，不崩不卷，能切各种软硬不同、形状不同的药材，切出的白芍其薄度可以照人。"药刀王"为保其名牌，对药刀的质量检验极为严格。如在"搬堂合口"校对时，全凭祖传经验，测试硬度，（钢口）用锉刀摸试听音。

图127为清代福盛炉药刀。

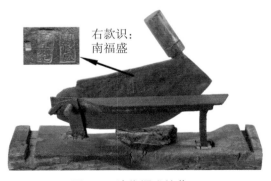

右款识：
南福盛

图127 清代福盛炉药刀

图 128 为清代福盛炉药刀的斜面一侧。

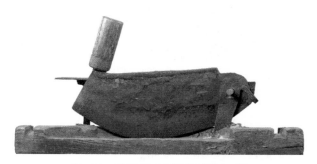

图 128　清代福盛炉药刀斜面一侧

民国时期，福盛炉东家为避战乱迁至天津，药刀款识自此更名为"药刀王"，见图 129。

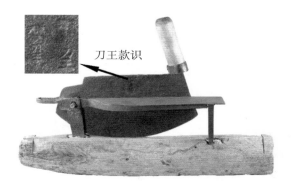

刀王款识

图 129　药刀王药刀

图 130 为"药刀王"牌药刀斜面观。

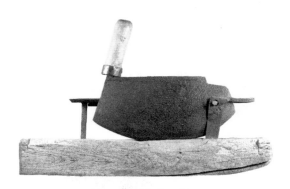

图 130　药刀王药刀斜面观

左手专用的切药刀：铡刀总长约 30 厘米，当刀鼻向前、刀柄指向身体时，刀刃在身体的左侧，这种专供左手使用的药刀极少见，见图 131。

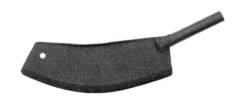

图 131　左手切药刀

（四）江西药刀

过去讲以省为帮，而江西则是帮中有帮，有樟树帮、建昌帮，老一辈讲还有赣南帮，赣南帮无论是炮制类著作，还是药刀，皆有传承。

1. 樟树帮药刀

图 132 为 20 世纪 80 年代樟树帮药刀的库存货，全新未用，其刀鼻部位不是刀刃弧形的延伸，而是邻近刀鼻的部位有一个向内的直角棱，具体见下图左侧的内部刀鼻形状示意图。

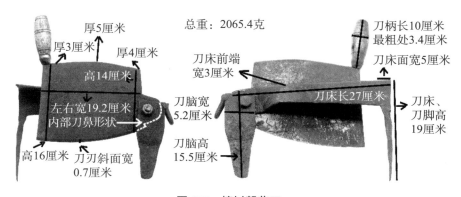

图 132　樟树帮药刀

2. 建昌帮药刀

图 133 中的建昌帮药刀，是建昌帮传承人崔家泉所赠，刀柄上翘与刀身呈钝角，前端较后端稍窄，整体器形宽大厚重，适合切制形体较大的药物。

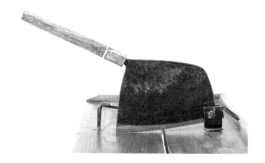

图 133　建昌帮药刀

3. 赣南帮药刀

晚清民国时期，江西从事中药行业人员众多，遍布天下，其中，赣南地区也有自己的从业群体，老药工称为"赣南帮"，有《赣南中药炮制学》存世。图134是在赣州地区搜集到的药刀，供业界同仁参考。

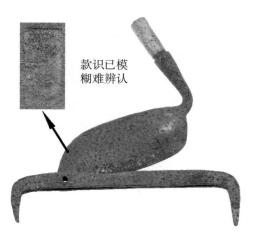

款识已模糊难辨认

图 134 赣南帮药刀

图135为图134中的刀梁，中间有缝隙，刀鼻加在缝隙内，以销子固定，形式与传统的铡草刀一样。

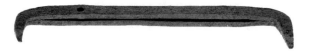

图 135 赣南帮药刀刀梁

4. 江西客家药刀

图136为江西客家药刀，搜集于江西赣南地区，卖家称其为客家族使用的药刀。

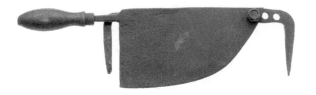

图 136 江西客家药刀

（五）禹州药刀

河南禹州所用的药刀，有人形容其"形如满月"，其实，细看的话，还是有些偏长方形。

图 137 为禹州"高德兴"药刀，图 138 为禹州"陈合兴"药刀。

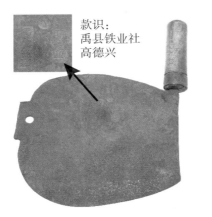

款识：
禹县铁业社
高德兴

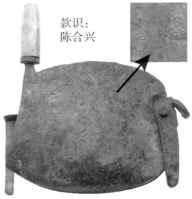

款识：
陈合兴

图 137　高德兴药刀　　　　　　　图 138　陈合兴药刀

《禹州医药志》中有如下记载：药刀又名药铡子，是加工中药饮片的主要工具。高德兴药刀为禹州顺店人高庚在清同治年间创制。其药刀钢水好，使用时不掰豁、不卷刃、不摆头、下刀不咬刃，合口严密，锋利平实，每口刀一般可使用 3～5 年。高家药刀生产工艺繁杂，做工精细，需经 33 道工序，44 次沾水，年产 2000～3000 把，畅销豫、晋、陕、甘、冀、鲁、皖、鄂、川、苏等省，久享盛名，时称全国"三把刀"之一。清光绪三十年（1904 年）迁入城内，到民国元年（1912 年），已发展到 12 家，主要分布于城区八士坊、御史坊、"药王祠"街一带。

图 139 为禹州药刀，款识为"杨顺"。刀刃由于磨损，形成内凹状的弧度，外形似波浪，故名"浪岩刀"。弧度相接处的刀床部位有折断焊接。药刀弧形磨损的出现与刀床折断部位有因果关系，推测是刀床的局部焊接增加了与其接触的刀刃部位的磨损，从而形成浪岩刀器形。

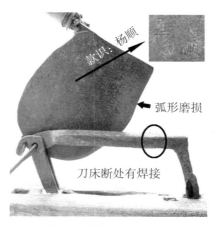

款识：杨顺

弧形磨损

刀床断处有焊接

图 139　杨顺款禹州药刀

（六）浙江刀

浙江兰溪地区亦曾有过兰溪药帮。浙江刀的刀形与樟树帮的药刀几乎一致，有时刀鼻处稍有不同，刀柄处，浙江刀有稍向前的握折，呈现一定的前倾角度。

图 140 刀刃呈现弧形，属于前文概念中的月弓刀。

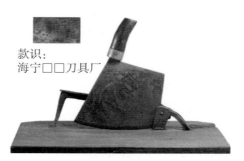

款识：
海宁□□刀具厂

图 140　浙江刀

图 141 为浙江刀，錾刻有双手图案，款识可见"精造钢"字样。刀刃呈一条直线，为前文概念中的一字刀。

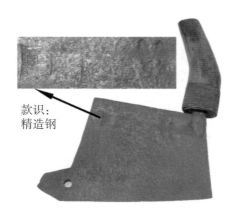

款识：
精造钢

图 141　一字刀

（七）其他药刀

1. 带挡铡刀
在安国搜集到的带挡铡刀，见图 142。

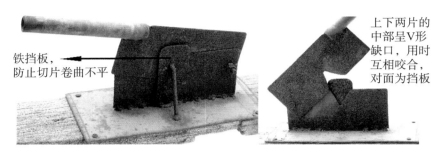

铁挡板，
防止切片卷曲不平

上下两片的
中部呈V形
缺口，用时
互相咬合，
对面为挡板

图 142　带挡铡刀

2. 铡草刀

铡草刀适于铡草类药材，全国各地形制大体一致，底座有木质的，刀梁上有时还有突起的铁柱用于防止草料移动，见图 143。

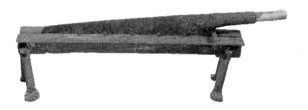

图 143　铡草刀

第七节　蒸药甑屉

经常有中药需要经过比较复杂的炮制加工后，才能更好地发挥疗效。唐代孙思邈在其著作中首次记载了生地黄炮制成熟地黄的过程，如《千金翼方·养性服饵第二》记载："采地黄，去须及细根，捣绞取汁以渍肥者，着甑土及米无在以盖其上，蒸之一时出，曝燥，更纳汁中又蒸之，一时出，曝以汁尽止，便干之。亦可直切地黄蒸之半日，数数以酒洒之，使周匝至，夕出，曝干，可捣蜜丸服之。"

图 144 为木甑，外形如桶，桶底打孔或镂出裂隙，现在某些地区民俗中依然习用。

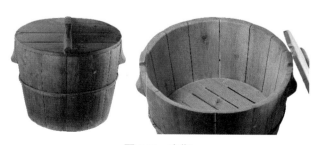

图 144　木甑

《千金翼方·种造药第六》记载："造熟干地黄法。斤数拣择——准生法，浸讫，候好晴日便早蒸之，即曝于日中。夜置汁中，以物盖之，明朝又蒸。古法九遍止，今但看汁尽色黑，熟蒸三五遍亦得，每造皆须春秋二时，正月九月缘冷寒气方可宿浸，二月八月拌而蒸之，不可宿浸也。地黄汁经宿恐醋，不如日日捣取汁用。"

中国古代的九是阳数最大的数字，九蒸九晒，大体表示需要经过多次蒸晒，并非一定要蒸九次晒九次，有时候少几次即可，有时可能还要更多次。

生地黄通过九蒸九晒，药性发生变化，形成了新的药物——熟地黄；黄精通过蒸制，可以去除刺激性，使其更好地调剂入药，甚至做成蜜饯果铺及其他美食；何首乌通过蒸制，可以减缓其腹泻滑肠之性，使其更加专补益肝肾。

汉代陶甑，有学者认为，该器物分上下两部分，上部为甑，下部为鬲（lì）。

使用时，将图145中的图示1部分翻过来放置在图示2部分上，形成图中右侧图示3的形式，上部可加盖，下部内里装水，在底部加热，蒸汽通过中部的透孔，蒸熟上部盛装的食材。

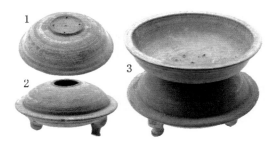

图 145　陶甑

这种陶甑是分体式的，还有上下连成为一个整体的，中间有透孔的隔箅，此时的器物称为"甗（yǎn）"，类似甑和鼎的结合，亦有多种形制，但大体理同。

有文献认为，大约在 7000 年前，中国人发明了蒸煮器物"甗"，而中国人的祖先培育了世界上最早的水稻，于是有人将它们联系起来，认为"是中国人蒸熟了世界第一碗米饭"。

图 146 为陶蒸屉（亦有人称其为蒸笼）。

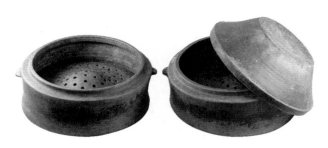

图 146　陶蒸屉

图 147 为铜蒸屉（蒸笼），直径约 30 厘米，高约 40 厘米，两侧提耳有残。过去蒸制经常提到圆气，就是蒸笼的周围都有热气溢出，为温度较高且蒸屉内整体受热均匀时的状态。

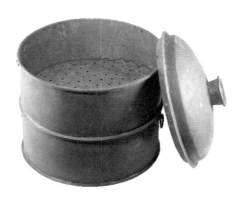

图 147　铜蒸屉

目前的蒸屉铜、陶等材质已经很少见，以铁、铝、不锈钢、竹等材质为常见。

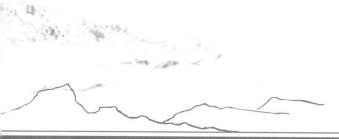

第二章　中药鉴定，陈药文化

第一节　中药新陈

一、古代陈药概述

在实际工作中，经常讨论的一个话题就是中药材、中药饮片有没有保质期。中医药传承数千年，历代医药学家积累了大量的宝贵经验，值得我们去挖掘、敬畏。

约成书于汉代的中国第一部药学专著《神农本草经》，就记载有"土地所出，真伪陈新，并各有法"，同时记载了药物"粟米……陈者，味苦，主胃热，消渴，利小便"。另有《孟子·离娄上》记载："犹七年之病求三年之艾也。"其中的"三年之艾"，目前主流观点解读为三年的陈艾。

陶弘景在《本草经集注》中记载了六味宜陈用的药物，"凡狼毒、枳实、橘皮、半夏、麻黄、吴茱萸，皆欲得陈久者良，其余须精新也"。其后，唐代《新修本草》明确提出，"（狼毒）与麻黄、橘皮、半夏、吴茱萸、枳实为六陈也"，从官方角度明确了"六陈"的概念。

吴茱萸（十年陈）见图148。

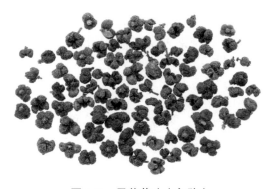

图148　吴茱萸（十年陈）

李东垣在《珍珠囊指掌补遗药性赋》中将前人的六陈药编写成了"六陈歌"："枳壳陈皮半夏齐，麻黄狼毒及茱萸，六般之药宜陈久，入药方知奏效齐。"进一步扩大了六陈药的影响，并传承至今。也就是说，古人也意识到中药的新陈问题，并且总结指出，有些药物陈化一段时间效果会更好。

杜文燮《药鉴·新刻药鉴卷之一》云："枳壳陈皮并半夏，茱萸狼毒及麻黄，六般之药宜陈久，人用方知功效良。陈皮须用隔年陈，麻黄三载始堪行。大黄必用锦纹者，不过三年力不全。医家不用新荆芥，木贼从来不用鲜。芫花本是阴中物，不怕如丝烂如绵。"

至于历代医药学家使用陈药的缘由，《寿世保元·卷一》记载有"用新者速其功，用陈者远其毒"，《本草便读》亦在"用药法程"里说："凡用药有宜陈久者，有宜新鲜者。陈者取其烈性渐减，火性渐脱。新者取其气味之全。"

中医经典的治痰名方二陈汤，在《轩岐救正论·药性微蕴》中记载："恐概用橘红半夏二陈之属。则徒耗损真气。故先哲以六物必用陈者。政为新性暴烈泄真之故耳。"

一般认为，新品保全的气味更多更好，特别是芳香类中药，而《种杏仙方》在卷四所附的经验秘方里却有"赛桂香，即砂仁，和脾胃。坚而陈者，姜汁炒干为末"的记载，看来，芳香类药物也有陈化使用的情况。

二、药物陈化的目的

中药陈化的目的比较多，大体梳理如下。

（1）去火性、去燥性、缓药性：从古人论述里大体可以看到，某些药物陈化具有去火性、去燥性、缓药性的目的。比如陈皮，《雷公炮制药性解·卷一》中记载"陈皮……采时性已极热，如人至老成，则酷性渐减，收藏又复陈久，则多历梅夏，而烈气全消，温中而无燥热之患，行气而无峻削之虞"。

（2）去毒性：陈化过程还有去毒性的作用，比如《本经逢原·卷三》中记载"新者有毒，陈者无毒"，认为陈年佳酿不伤人。

总之陈药的作用广泛而复杂，最终以利于临床使用为宗旨。古人也以"陈者佳""陈者良"等临床效果的体现来表述陈药的作用。

三、过陈伤人

凡事没有绝对的。一般来说，陈药再陈，也有度。《冷庐医话》云："章又谓俗尚陈茶，仅隔年或二年止矣，乃竟有陈至五七年一二十年者，能令人失音或暴死，盖凡物过陈者，皆有毒也，此说亦世所罕知者。"唐代诗人耿湋更是在《秋晚卧疾寄司空拾遗曙卢少府纶》写下了"老医迷旧疾，朽药误新方"的诗句，可见过去不同时期不同人群对陈药有不同认知。

图 149 为 20 世纪 60 年代的陈"甘和茶"，已霉变生虫，陈如败絮。

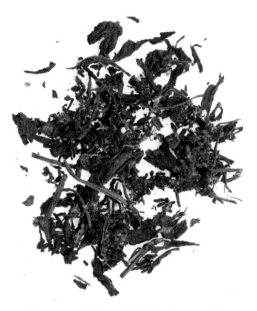

图 149　20 世纪 60 年代的陈"甘和茶"

四、药必用新

过去中药有用陈的，也有用新的，如《普济方·卷一百五十四身体门》记载"鹿茸，新者良，陈者不佳"，明确说明鹿茸必须用新品。《瘴疟指南》更是明确记载"故方书谓五苓散，无桂及隔年陈者，俱不可用"，要求肉桂必须用新品。

图 150 为紫油肉桂（八年陈）。

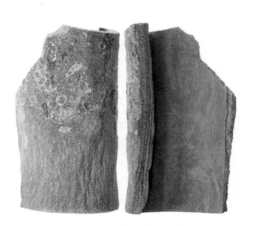

图 150　八年陈紫油肉桂

注：拍摄时肉桂标本已存储 8 年，非新品，但是油依然丰富，甜辣味依然比普通的肉桂强烈很多。

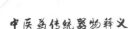

《医学衷中参西录》在镇风汤条下记载有一个医案：此汤当以胡椒为君，若遇寒痰结胸之甚者，当用二钱，而稍陈者，又不堪用。族侄荫篱六岁时，曾患此证。饮食下咽，胸膈格拒，须臾吐出。如此数日。昏睡露睛，身渐发热。投以逐寒荡惊汤原方，尽剂未吐。欲接服加味理中地黄汤，其吐又作。恍悟：此药取之乡间小药坊，其胡椒必陈，且只用一钱，其力亦小。遂于食料铺中，买胡椒二钱、炮姜、肉桂、丁香，仍按原方，煎服一剂，而寒痰开豁，可以受食。继服加味理中地黄汤，一剂而愈。

由此可见，有些时候药物不够新，对临床的影响非常大。

五、新陈折中

《校注医醇賸（剩）义·卷三》在"加减葛花汤"中记载有"橄榄，二枚，打碎，陈者亦可用"。显然有些时候，有些药物无论新陈，都是可以使用的。

过去的成药，主要有丸散膏丹，古代虽然没有保质期的说法，但这类成药也涉及新陈问题，传统文献亦有相关记载。比如《本草简要方·卷四》记载："治瘰瘤，又方，海藻海带各一两……朱砂三钱，入麝香少许……药贵新合，陈者须多服。"明确指出成药新做的效果好，如果放置时间长了，药性会降低，需要适当增加使用剂量。

在《验方新编·卷十七》青黄散项下记载有"其药末陈过一二年尚可吹用"，也就是说，青黄散这个药物，无论是新配制的，还是放置一两年的，都可以使用。

目前，很多人收藏几十年前的安宫牛黄丸，虽然在当时的老药中含有一些现在很难见到的名贵药，但是其中的麝香，几十年后的走窜作用有多大目前尚无法证实。危急关头，十几甚至几十年前的安宫牛黄丸能否担当急救大任亦无文献支持。按说，老药安宫牛黄丸，其文化价值要大于其本身的药用价值，有情怀的收藏还是可以的。

目前流行的某国外的安宫丸，从形色气味到理化检测都完全不对，但是卖得很火，这点需要引起广大从业人员的注意。

综上所述，中药饮片，有的适合用新的，有的适合用陈的，有的新陈都可以用，中成药亦是如此。

第二节　陈药年限多久为佳

陈药年限实例阐述如下。

1. 一至二年者

《疡医大全·卷三十》记载："天火丹……宜一二年羊油熔化，调羌活末涂之。"

《养生通论·香奁润色》记载："治狐臭方，以白灰用隔一二年陈米醋和敷腋下。"

元代《丹溪治法心要·卷二》记载："陈曲（六两炒）用一二年陈者，新者、发热不可用。"

图 151 为半夏曲，拍照时已陈化 44 年，偶见虫蛀。

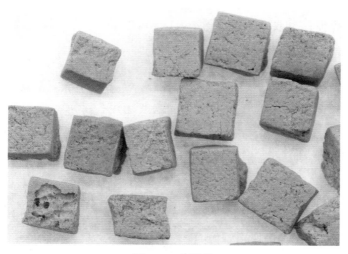

图 151　半夏曲

《重楼玉钥·卷上》神功丹项下记载："炼人中白法……如此一二年，或多年更妙……愈陈愈妙。"

《医学入门·内集·卷二》蜂蜜项下记载："山蜜多石中、古木中，经一二年得者，气味纯厚……蜡取新，蜜取陈也。新收者稀黄，经久则白而砂。"

上文中的人中白，陈者腥膻气减弱，更好入药。而蜂蜜用陈，根据文意，大体是因当时野生状态下，陈蜂蜜水分较少、浓度较大，故建议蜂蜜用陈。

2. 二至三年者

《洪氏集验方·卷二》灵宝膏项下记载："大瓜蒌，十枚，隔二三年陈者，尽去其皮，留穰子，约有半升许，用砂盆研细如粉。"这里用陈瓜蒌，显然是因陈瓜蒌更容易粉碎。

《本草发挥·卷三·人部》记载："人中白……能泻肝火，降阴火。须置于风露下，经二三年者始可用。"

《要药分剂·卷九》醋项下记载："入药当用米造，二三年陈者。"

3. 三至四年

《医学从众录·卷六》胀症项下记载："治中满臌胀，陈葫芦一个，要三四年者佳。"

《奇效简便良方·卷一》口鼻项下记载："因服轻粉口破……以三四年陈酱，化水时时含漱。"

《验方新编·卷十九》稀痘各方项下记载："制人中黄法……总非浸过三四年不可，愈久愈妙。"

4. 四至五年

《本草纲目拾遗·卷八》蚕豆壳项下记载："以新蚕豆壳四五年陈者炒。"

《证类本草·卷第十二》沉香项下记载："根本甚大，伐之四五年，木皆朽散，唯中节坚贞芬香独存，取以为香。"这里主要说的是采集，沉香木需要长四五年才适合采集使用。

5. 五至七年

《串雅内外编·串雅内编》红升丹项下记载："升药为外科要药，不能不用，然总宜陈至五七年者方可用，且须少用为妙……往往有疮未愈，而升药热毒攻入腹内，以至口干，喉破者，人多不知也。"

图152为民国时期，天津正泰隆红升丹（红粉）包装盒及其内外面。

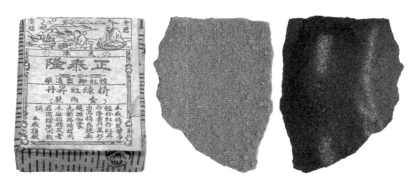

图152　红升丹

《串雅内外编》记载了红升丹需要"陈至五七年"，并且明确了此药慎用，否则容易导致临床毒性。

《本草纲目·兽部》羊项下记载："慢脾惊风，活脾散……用六年东日照处壁土煎汤调下。"

明代《普济方·卷二百八十一》定粉膏项下记载："猪脂当用七年以上者，若无，但用陈者亦得。"

6. 七至八年

《本草纲目·人部》胞衣水项下记载："此乃衣埋地下，七七八年化为水，澄彻如冰。南方人以甘草、升麻和诸药，瓶盛埋之，三五年后掘出，取为药也。"这里说明该药需要三五年或七八年才能制作而成。

7. 十年及以上

《证类本草·卷第五》伏龙肝项下记载："雷公云，凡使，勿误用灶下土。其伏龙肝，是十年以来灶额内火气积，自结如赤色石……"

《是斋百一选方·卷之二》治翻胃单方项下记载"灶中土，用十余年者。"

《中国药典（1963年版）》记载伏龙肝："本品为久经草或木柴熏烧的灶心土。在修拆柴火灶或柴火烧的窑时，将烧结成的土块取下，用刀削去焦黑部分及杂质即得。本品呈不规则的团块状，大小不一。全体红褐色，表面有削砍的刀痕。质较硬，指划易碎，并有粉末脱落，断面细软，色稍深，常有蜂窝状小孔。具烟熏气，味淡。以块大整齐、红褐色、断面细腻、质细软者为佳。"民国时期的伏龙肝粉，见图153。

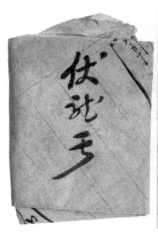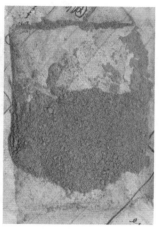

图 153　伏龙肝粉

《本草纲目拾遗·卷九》败琉璃（浮子）项下记载："系羊角所造，有五色，惟白者入药。佛前十余年者良。"又云："旧琉璃灯底，佛前白者，用三十年者佳，如若难得，十余年者亦可用。"

《叶氏录验方·下卷》神明膏项下记载："如面膏善藏之，皆十余年不败，久则气愈烈而效愈速。"

《古今医统大全·药品类第一》记载："茶叶，十余年者尤妙。"

8. 数十年者

《本草纲目·谷部》面项下记载："面性虽热，而寒食日以纸袋盛悬风处，数十年亦不坏，则热性皆去而无毒矣，入药尤良。"

《本草纲目拾遗·卷九》陈年竹灯盏项下记载："取数十年旧油印竹灯台，俗名善福。"

《验方新编·卷七》多年痢疾项下记载："数十年古松树上皮，研细末。"

《回生集·外症门》胎元七味丸方（泰安太守萨公讳槎传）项下记载："陈棕，七钱，数十年者佳，烧灰存性。"

图154为广东新会天马村，1996年10月下旬采集的嫁接品种新会陈皮，迄今已陈化27年。特点：柑皮、柑络相对较薄，油室均匀，味香。

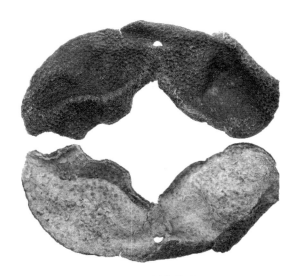

图 154　新会陈皮

9. 数百年者

《神农本草经疏·卷二十七》芥项下记载："治肺痈，用百年芥菜卤，久窖地中者。"

《本草纲目·第七卷下》东壁土项下记载："用百年茅屋厨中壁土为末。"

《神农本草经疏·卷十一》何首乌项下记载："何首乌……真仙草也，五十年者如拳头大，号山奴……一百年者如碗大，号山哥……二百年如斗栲栳大，号山翁……三百年者如三斗栲栳大，号山精。"对何首乌的生长年限及相关药效做了描述。

《辨疫琐言·李翁医记》中记载："郡中一人病腹痛……翁曰，此非姜附证，若得数百年石灰投之，当立起。"文中还记载，此时正好有人从山西大同一带的长城过来，带有此物（数百年石灰），于是以之入药，病果痊愈。这是以陈药治病并获取良效的案例记载。

《本草纲目·金石部》古文钱项下记载："古文钱，但得五百年之外者即可用。"李时珍认为，古文钱需要 500 年以上才能入药。按李时珍所处的年代推算，北宋以前的古币可以入药。

10. 千年者

有的中药入药年份竟然要上千年！千年人参、千年灵芝、千年何首乌等多见于神话故事，而千年健、万年青等，也只是药名，与年份无关。对药物年限有关文献资料进行研究发现，真有要求千年的。当然，这里的千年，大概是药物年限久者佳的含义。

《奇效简便良方·卷二》九种心胃痛项下记载："千年石灰一两，生熟白矾五钱，共末。"

《证类本草》藕实茎项下记载："仙家有贮石莲子及干藕经千年者，食之至妙矣。"

通过文献发现，关于陈药年限的描述，多为口语大概的描述，如一二年，二三年，四五年，十余年，数十年等；也有无法确定年限范围的描述，如陈者良、陈年、远年、经年、多年、年久、陈久、陈久年深等。

通过对古代医药文献关于"陈药"论述的梳理，总结前人的观点，可以发现，古人认为，药物的陈化年限一般需要 1 ～ 5 年。至于其中的道理，目前已经有部分研究成果，更多的则需要医药工作者在实践中去研究、探索，去粗取精，更好地传承中医药，为临床服务。

第三节　传统陈药有哪些

根据《中华医典》，对中华人民共和国成立前的数百部医药文献内的陈药做了初步检索，约 70 种药物（包括部分可以入药的食物）需要陈化或可以陈化使用，明细如下。

酒、醋、石灰、橘柚、枳壳、枳实、枸橘、陈香橼、芜荑、榆荚、大枣核中仁、白油麻、陈棕榈、棕榈子、芥子、蜀葵子、木瓜、槐实、槐花、芫花、艾叶、香薷、面、小粉（小麦粉）、陈仓米、小麦、粳米、粟米、神曲、陈曲，红曲、六安茶、细陈茶、荆芥、荆芥穗、广皮（广陈皮）、桃仁、猪脂、大瓜蒌、发髲、阿胶、牛皮胶、田螺壳、五倍子、天南星、陈石灰、胆星、赛桂香（砂仁）、龙眼、山茱肉、榧子、橄榄（陈者亦可用）、松子、麋鹿二角胶、皂角刺、乌骨雄鸡（三年陈者，竹刀杀之）、野猪黄、京墨、百草霜、陈蒲、陈雨水、茵陈蒿、白刺（又名棘刺，即酸枣树针）、蒸饼、兰熏（火腿）、陈火腿骨、陈久年糕、陈冬菜卤汁、陈芥菜卤汁、陈竹灯盏。

上述陈药，个别时候，陈指的是生长年限，比如"乌骨雄鸡（三年陈者，竹刀杀之）"，指的是养了三年的乌骨雄鸡，而不是保存了三年。

其中有些药物随着社会的发展已经弃之不用，而有些依然在沿用。

《中国药典（2020 年版）》记载香橼："本品为芸香科植物枸橼或香圆的干燥成熟果实。秋季果实成熟时采收，趁鲜切片，晒干或低温干燥。香圆亦可整个或对剖两半后，晒干或低温干燥。"

香橼的功能与主治：疏肝理气，宽中，化痰。用于肝胃气滞，胸胁胀痛，脘腹痞满，呕吐噫气，痰多咳嗽。

香橼，传统有用陈的习惯，图 155 为北京乐仁堂陈香橼内票，大小 1 寸许（约3.33 厘米）。

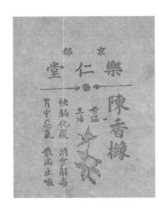

图155　陈香橼内票

《中国医学大成续集》收录了清代名医吴仪洛所著的《本草从新》（影印同治庚午孟冬瓶花书屋校刊本），在其总义里针对古代的陈药做了专门梳理：用药有宜陈久者。（收藏高燥处，又必时常开看，不令霉蛀。）有宜精新者。如南星、半夏、麻黄、大黄、木贼、棕榈、芫花、槐花、荆芥、枳实、枳壳、橘皮、香橼、佛手柑、山茱萸、吴茱萸、燕窝、蛤蚧、砂糖、壁土、秋石、金汁、石灰、米、麦、酒、酱、醋、茶、姜、芥、艾、墨、蒸饼、诸曲、诸胶之类，皆以陈久者为佳。或取其烈性减，或取其火气脱也。

图156为蛤蚧标本，左侧为20世纪80年代的标本，右侧为近年来的市场商品，通过对比可以发现，颜色相差较大。早期蛤蚧后背偏灰色，近年来的商品（商家习称进口货）后背偏于红色，有行业人士认为是不同的品种所致。如果是这样，从古到今，中药有多少发生了这类的变异情况？何为守正创新？值得行业深思。

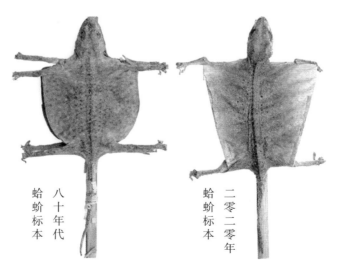

图156　蛤蚧标本

吴门医派是苏州地区的医学流派，在国内很有影响力。本书主编于立伟将该地区在中华人民共和国成立初期的炮制技艺进行了梳理，并出版了《吴门医派中药炮制技艺》，该书记载了十余种用陈的药物：陈葫芦、胆南星、松花粉（陈松花）、陈棕炭、陈香橼、陈枸桔（陈枸橘）、荆芥、陈香薷、陈莱菔、陈麦柴（麦秆草）、陈醋、陈酒、陈小粉。同时对中成药如"枯痔散"提出"放陈二三年备用"，明确了中成药有时陈用效果更好。

《中药大辞典》的附录中，带陈字的药物有 22 种，如陈玄（墨）、陈京墨、陈皮、陈橘皮、陈米（陈仓米之异名）、陈仓米、陈廪米、陈棕（同棕榈皮）、陈棕皮、陈瓠壳、陈壶卢瓢（陈葫芦瓢）、陈干菜（干冬菜）、陈柑皮、陈香橼、陈萝卜缨、陈火腿脚爪、陈白螺蛳壳、陈冬菜卤汁、陈芥菜卤汁等。其中，陈伤子（地下明珠），看文意，似乎属于治疗陈伤宿疾的药，与陈药之"陈"概念不同，不属于陈药范畴。陈刺波（薅田藨）、陈知白（何首乌）等为异名，亦非陈药范畴。因药物重复 6 种，另有 3 种与本文所说的陈药内涵不同，故附录里可以看到的陈药有 13 种。

图 157 为陈化 25 年的葫芦。

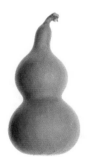

图 157　陈葫芦

图 158 为 20 世纪 70 ～ 80 年代的陈墨，纵向款识为朱字"京墨"。

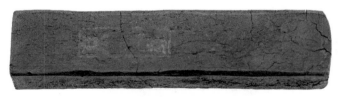

图 158　京墨

明代医药学家李时珍，在其著作《本草纲目》中记载："墨，能止血、生肌、疗痈肿。"并指出入药用松烟墨，以墨质细腻、年限陈久者佳。

《纲目拾遗》则收载有陈京墨专词，而民国时期的《中国医学大辞典》京墨项下则记载："京都实为文物荟萃之地，往往有数百年之陈物……陈京墨，为血证良品。"

第四节 老药材、老饮片鉴赏

本书中的一些老药图片，仅作为对过去传统药材质量的一种了解，通过搜集到的部分存世老药物，可以对当时的用药品种及质量情况有大概的了解，下面图中的药物，是否属于陈药，请留意相关药物的说明。

1. 雄黄

《中国药典（2020 年版）》对雄黄的记载如下。

雄黄：本品为硫化物类矿物雄黄族雄黄，主含二硫化二砷。采挖后，除去杂质。

性状：本品为块状或粒状集合体，呈不规则块状。深红色或橙红色，条痕淡橘红色，晶面有金刚石样光泽。质脆，易碎，断面具树脂样光泽。微有特异的臭气，味淡。精矿粉为粉末状或粉末集合体，质松脆，手捏即成粉，橙黄色，无光泽。

雄黄如图 159。

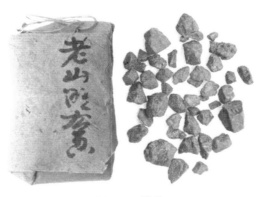

图 159　雄黄

图 160 为民国至中华人民共和国成立初期的雄黄，通过透光拍照对比，可以看到全是透明晶体。

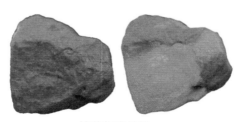

雄黄打光前后

图 160　雄黄

目前，商品中的天然雄黄杂质甚多，透明晶体状的少见。《中国药典（2020年版）》要求雄黄为"采挖后，除去杂质"，而人工雄黄并非采挖，故与药典不符，并且人工雄黄为矿渣提炼所得，制作过程中很容易有毒性物质混入或产生，因此人工雄黄不建议使用。

2. 硫黄

《中国药典（2020年版）》对硫黄的记载如下。

硫黄：本品为自然元素类矿物硫族自然硫，采挖后，加热熔化，除去杂质；或用含硫矿物经加工制得。

性状：本品呈不规则块状。黄色或略呈绿黄色。表面不平坦，呈脂肪光泽，常有多数小孔。用手握紧置于耳旁，可闻轻微的爆裂声。体轻，质松，易碎，断面常呈针状结晶形。有特异的臭气，味淡。

硫黄，常误写作硫磺，当以硫黄为正名。目前硫黄多为人工硫黄，纯度较高。

图161为1932—1945年的天然硫黄矿物标本。

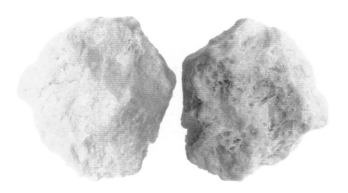

图161　硫黄

3. 红丹（章丹）

《北京市中药材标准（1998年版）》对红丹的记载如下。

红丹（章丹）：本品由纯铅经加工炼制而成。主含四氧化三铅。

性状：本品为橙红色或橙黄色的粉末。光泽暗淡，不透明。质重，用手指搓揉，先触及有沙粒感，后觉光滑细腻，能使手指染成橙黄色。气微，有金属性辛味。以色橙红、细腻光滑、无粗粒、见水不成疙瘩者为佳。

功能与主治：解毒，生肌，坠痰，镇惊。用于痈疽，溃疡，金疮出血，口疮，目翳，烫伤灼伤，惊痫癫狂，疟疾，痢疾，吐逆反胃。

用法与用量：外用，研末撒、调敷或熬制膏药。

红丹有广丹、铅丹、章丹、东丹等多个名称，图162中的红丹标本为民国时期，因年限较久，混入少许杂质。因为本药容易吸潮结块，所以在用本药炼制膏药时，需要先炒去水分，用前碾细过筛，这样炼制的传统黑膏药性价比才高。

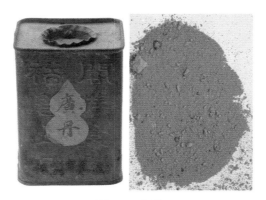

图 162　红丹

4. 轻粉

《中国药典（2020 年版）》对轻粉的记载如下。

轻粉：本品为氯化亚汞。

性状：本品为白色有光泽的鳞片状或雪花状结晶，或结晶性粉末；遇光颜色缓缓变暗。气微。

功能与主治：外用杀虫，攻毒，敛疮；内服祛痰消积，逐水通便。外治用于疥疮，顽癣，臁疮，梅毒，疮疡，湿疹；内服用于痰涎积滞，水肿膨胀，二便不利。

用法与用量：外用适量，研末撒敷患处。内服每次 0.1 ～ 0.2 克，一日 1 ～ 2 次，多入丸剂或装胶囊服，服后漱口。

注意：本品有毒，不可过量；内服慎用；孕妇禁服。

图 163 为晚清民国时期的轻粉，由汉镇万成信生产。此类药品在当时是武汉地区盛产的品类之一。万成信轻粉包装使用八角竹筒，塞紧上部，由于年限较久，倒出轻粉时会混有部分纸屑纤维等脱落物，轻粉性状大体不呈片状，而是略似天然冰片的结晶状，整体透明。

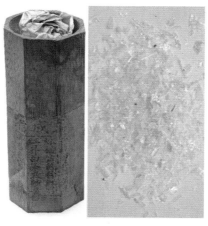

图 163　万成信轻粉

图 164 为湘潭的万泰公号生产的轻粉，整体稍似明矾，轻粉呈长粒状而不呈片状，似碎石膏，透明度稍低。

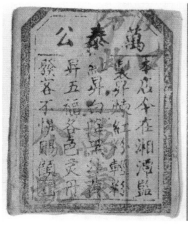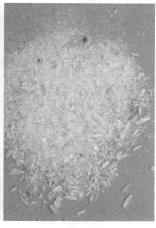

图 164　万泰公轻粉

图 165、图 166 为晚清民国时期武汉地区新宏发药号生产的轻粉，色白无杂质，如雪片轻盈通透，属轻粉里的佳品。

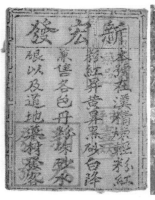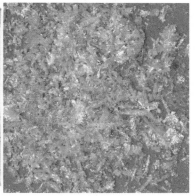

图 165　新宏发轻粉 1　　　　　**图 166　新宏发轻粉 2**

通过两个产地三家企业的对比，可以看出，不同产地，不同企业的产品质量确实存在着性状差异，它们之间的内在质量也必然会有一定的差异。所以，过去讲道地药材、百年老字号等，都在一定程度上对药品质量的维护有着积极的意义。

5. 冰片

《中国药典（2020 年版）》对冰片的记载如下。

冰片（右旋龙脑）：本品为樟科植物樟的新鲜枝、叶经提取加工制成。

性状：本品为白色结晶性粉末或片状结晶。气清香，味辛、凉。具挥发性，点燃时有浓烟，火焰呈黄色。

需要注意的是，冰片提取并非只用樟的新鲜枝叶，还有用艾纳香提取的冰片，有人将其称为"艾片"。从性状上讲，用樟提取的天然冰片为"白色结晶性粉末或片状结晶"，人工冰片为"无色透明或白色半透明的片状松脆结晶"，两者在实物外观上有较大的差异。

《中国药典（2020 年版）》对于天然冰片与人工冰片的功能主治的描述是完全一致的，但是在用量上，天然冰片为 0.3 ～ 0.9 克 / 日，人工冰片为 0.15 ～ 0.3 克 / 日，貌似人工冰片的劲力更大一些。

图 167 的红签上写有"梅花冰片"。

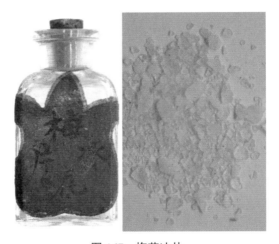

图 167　梅花冰片

图 168 的蓝瓶标本，为民国至中华人民共和国成立初期的天然冰片，稍脏，不排除自身氧化变色的可能。大体上粒子略似明矾碎粒。气清香。为了拍照清晰，将拍照光线调整得稍暗，图片与实物大体相似，稍有色差。

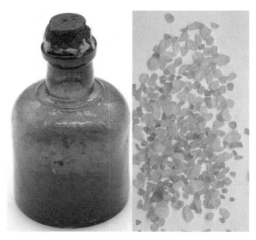

图 168　天然冰片

6. 珍珠

《中国药典（2020 年版）》对珍珠的记载如下。

珍珠：本品为珍珠贝科动物马氏珍珠贝、蚌科动物三角帆蚌或褶纹冠蚌等双壳类动物受刺激形成的珍珠。自动物体内取出，洗净，干燥。

性状：本品呈类球形、长圆形、卵圆形或棒形，直径 1.5 ～ 8 毫米。表面类白色、浅粉红色、浅黄绿色或浅蓝色，半透明，光滑或微有凹凸，具特有的彩色光泽。质坚硬，破碎面显层纹。气微，味淡。

图 169 为民国时期的珍珠手链，珍珠大小为 2 厘米左右，晚清民国时期的珍珠价格极其昂贵，与同时期的牛黄、麝香价格基本相当，甚至还稍贵一些。

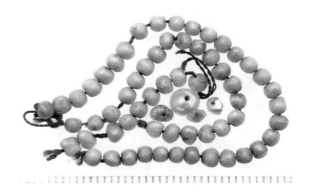

图 169 珍珠手链

图 170 为晚清民国时期的药折，当时记载的珍珠价格为 1 钱 8 元，与当时最好的京牛黄相当，而当时最好的麝香（天然）"上元麝香"价格才 1 钱 5 元，足见当时珍珠价格之贵。

因为珍珠的价格过于昂贵，所以过去有的珍珠饰品无法继续佩戴使用时，就会流入医药领域，被药铺或医生收购入药。

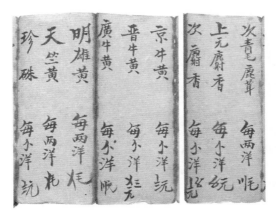

图 170 药折

珍珠无论是用来做眼药，还是用于"疮疡不敛，生肌长肉"，都需要洁净。当珍珠作为饰品被长久佩戴，上面会有油汗污渍等包浆，不利于入药。于是，用豆腐制珍珠就显得尤为重要。

图 171 为目前药材市场的商品珍珠，可以看到有矿物类打磨的珠子混入其中，或许为掺假，或许曾经作为珍珠的母核来培育珍珠，这种珍珠母核像目前依然较流行的砗磲珠子。图 171 中箭头所示的母核直径约 1 厘米（再强调一下，母核大小约 1 厘米，不是 1 毫米），这样的母核比一般的珍珠还要大一些。这种母核培育出来的珍珠，大而圆，适合做装饰品，但是不适合药用。

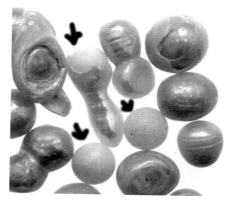

图 171　砗磲珠子

《中国药典（2020 年版）》只是规定珍珠是"双壳类动物受刺激形成的珍珠"，但是没说是天然的刺激还是人工的刺激，也没说用什么刺激，不能用什么刺激。所以，用大个头的砗磲等去做母核培育珍珠也无可厚非。好在性状鉴别里提到了"质坚硬，破碎面显层纹"，这一点可以将上述母核排除在外。

图 172 为母核打碎后的样子，为碎块状，不呈层状。

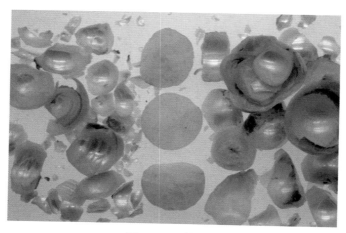

图 172　母核碎块

这种较大的实心母核培育的珍珠（包括母核），是不可以作为珍珠入药的，但是目前依然在饰品中流通。

7. 青黛

《中国药典（2020 年版）》对青黛的记载如下。

青黛：本品为爵床科植物马蓝、蓼科植物蓼蓝或十字花科植物菘蓝的叶或茎叶经加工制得的干燥粉末、团块或颗粒。

性状：本品为深蓝色的粉末，体轻，易飞扬；或呈不规则多孔性的团块、颗粒，用手搓捻即成细末。微有草腥气，味淡。

目前的青黛，很多是用白灰样物质与少量青黛混合压制而成，质地重坠，与药典描述相差甚远。

图 173 为 20 世纪 80 年代的老青黛，粉末极轻，似烟似尘。

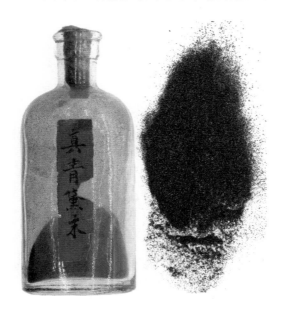

图 173　青黛

8. 乳香

《中国药典（2020 年版）》对乳香的记载如下。

乳香：本品为橄榄科植物乳香树及同属植物树皮渗出的树脂。分为索马里乳香和埃塞俄比亚乳香，每种乳香又分为乳香珠和原乳香。

性状：本品呈长卵形滴乳状、类圆形颗粒或黏合成大小不等的不规则块状物。大者长达 2 厘米（乳香珠）或 5 厘米（原乳香）。表面黄白色，半透明，被有黄白色粉末，久存则颜色加深。质脆，遇热软化。破碎面有玻璃样或蜡样光泽。具特异香气，味微苦。

图 174 为晚清民国时期的乳香生品，由于年限较久，树脂氧化偏于红色。

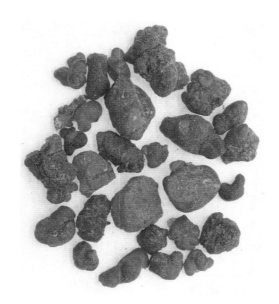

图 174　乳香

《中国药典（2020 年版）》规定乳香"分为索马里乳香和埃塞俄比亚乳香"，那么其他产地的乳香（如苏丹、土耳其等国家所产的乳香）算药材乳香吗？这是令人纠结的问题。传统的东西到了今天，方方面面都容易出这样那样的问题，需要大家共同思考解决。

9. 没药

《中国药典（2020 年版）》对没药的记载如下。

没药：本品为橄榄科植物地丁树或哈地丁树的干燥树脂。分为天然没药和胶质没药。

性状：天然没药呈不规则颗粒性团块，大小不等，大者直径长达 6 厘米以上。表面黄棕色或红棕色，近半透明部分呈棕黑色，被有黄色粉尘。质坚脆，破碎面不整齐，无光泽。有特异香气，味苦而微辛。胶质没药呈不规则块状和颗粒，多黏结成大小不等的团块，大者直径长达 6 厘米以上，表面棕黄色至棕褐色，不透明，质坚实或疏松，有特异香气，味苦而有黏性。

没药需要进行炮制，传统多为醋制，现行版药典规定其炮制方法为"取净没药，照醋炙法（通则 0213），炒至表面光亮"。

没药还有很多其他的炮制方法，如煮制：取没药，加水浸 1 日，没药连同水倒入锅内，煮至溶化，滤过，残渣加适量水再煮，滤过，弃去残渣，合并滤液，浓缩成膏状，继续加热至黑烟冒尽转冒青烟，取出，摊放在平面板上（预先涂有食油），趁热切成方块，晾凉。

图 175 为 1949 年前后的没药标本，看性状应为水煮炮制的没药，用纸包裹存储时间较久，没药依然有油渗出。

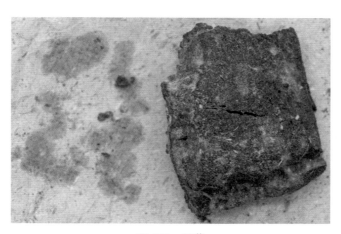

图 175 没药

10. 朱砂

《中国药典（2020 年版）》对朱砂的记载如下。

朱砂：本品为硫化物类矿物辰砂族辰砂，主含硫化汞。采挖后，选取纯净者，用磁铁吸净含铁的杂质，再用水淘去杂石和泥沙。

性状：本品为粒状或块状集合体，呈颗粒状或块片状。鲜红色或暗红色，条痕红色至褐红色，具光泽。体重，质脆，片状者易破碎，粉末状者有闪烁的光泽。气微，味淡。

通过对传统朱砂进行鉴赏，可以发现传统朱砂和目前朱砂的差距。图 176 中的朱砂为 1949 年左右的标本，粒粒晶莹剔透，没有杂质。目前的朱砂，更多的是朱砂石，透光者少见。目前优质朱砂的批发价是普通朱砂零售价的数倍至十数倍，甚至更多。优质朱砂多用于安宫牛黄丸等名贵中成药的制作。

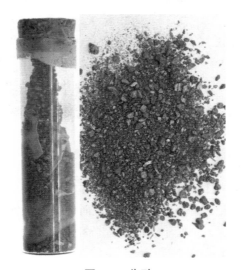

图 176 朱砂

11. 琥珀

《中国药典（1977年版）》对琥珀的记载如下。

琥珀：本品为古代松科松属植物的树脂埋藏地下经年久转化而成。全年均可采收，从地下挖出称"琥珀"或从煤中选出称"煤珀"，除去泥沙及煤屑。

性状：琥珀呈不规则的块状、颗粒状或多角形。表面黄棕色、血红色及黑褐色，有的具光泽。质硬而脆，断面光亮，有的颜色不一，手捻有涩感。无臭，味淡。以色红、质脆、断面光亮者为佳。煤珀呈不规则多角形块状或颗粒状，少数滴乳状，大小不一。表面淡黄色、黄棕色、红褐色及黑褐色，有光泽。质硬，断面有玻璃样光泽。以色黄棕、断面有玻璃样光泽者为佳。

鉴别：琥珀燃之易熔，稍冒黑烟，刚熄灭时冒白烟，微有松香气。煤珀燃之冒黑烟，刚熄灭时冒白烟，有似煤油的臭气。

目前，商品琥珀里的琥珀已很少见到，基本是煤珀，还有很多所谓的琥珀，常常是橄榄树脂。它们之间性状差异较大，但在性状描述上有些相似，所以较难分辨。正品琥珀为化石，研磨时顶手，较为坚硬，伪品橄榄树脂用乳钵研磨时极其酥脆易研。另外，正品琥珀用乳钵研磨时不易黏附在乳钵壁上，而伪品琥珀（橄榄树脂）用乳钵研磨时很容易黏附在乳钵壁上。

图177为晚清民国时期的琥珀标本，纯净，毫无杂质，为上等琥珀，色暗红，晶莹剔透，当时习称"血琥珀"。

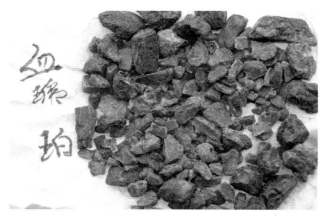

图177　血琥珀

12. 银朱

《上海市中药材标准（1994年版）》对银朱的记载如下。

银朱：本品系以水银、硫黄为原料经加工而成的硫化物。主含硫化汞。

性状：本品呈细粉状、疏散土状的深红色粉末。质重，具较强光泽。吸湿易结块。捻之极细而染指。气、味皆无。

图178为近代银朱标本，仅供参考。

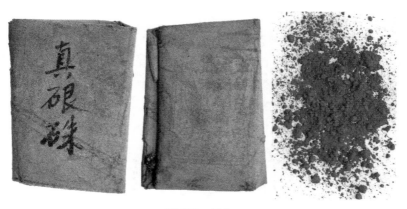

图 178　银朱

13. 铁落

《湖南省中药材标准（2009 年版）》对铁落的记载如下。

铁落：本品为生铁煅至红赤，外层氧化时被锤落的铁屑，主含四氧化三铁。

性状：本品为不规则的小片或碎粒，大小不一。表面深黑色，有金属光泽。体重。质坚而脆，易折断。气微，无臭，味淡。

铁落见图 179。

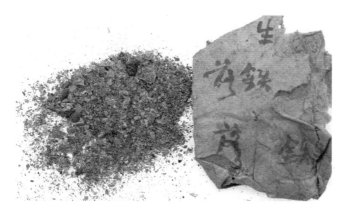

图 179　铁落

第五节　陈阿胶、黄明胶及新阿胶

《神农本草经·兽部》记载："阿胶，味甘平，主心腹内崩，劳极，洒洒如疟状，腰腹痛，四肢酸疼，女子下血，安胎。久服轻身益气，一名傅致胶。"

《名医别录》明确记载："煮牛皮作之，出东阿。"说明早期的阿胶其实是牛皮做的。

张仲景用的阿胶就是以牛皮为原料制作而成的。

明代以前的阿胶，主流是以牛皮熬炼而成，如李时珍在《本草纲目》中记载："大抵古方所用多是牛皮，后世乃贵驴皮。若伪者皆杂以马皮、旧革、鞍、靴之类，其气浊臭，不堪入药。当以黄透如琥珀色，或光黑如漆者为真。"

图 180 为 20 世纪 80 年代的黄明胶，胶体酥脆，干燥龟裂，透光。

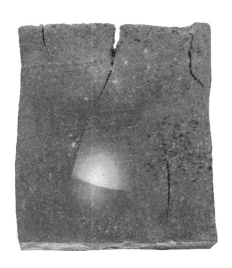

图 180　黄明胶

清代著作《本草崇原》（1674 年）引《本草乘雅》云："阿胶……亦须陈久，方堪入药。"

黄明胶保存不好会生虫（驴皮的阿胶也一样会生虫），如图 181，黄明胶生虫。

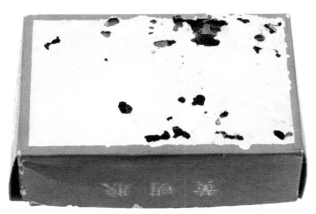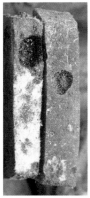

图 181　黄明胶生虫

杨时泰的《本草述钩元》（1833 年）记载阿胶："亦须陈久，方堪入药。"

《本草害利》对于阿胶质量也明确提出"陈者良"。

1941 年 1 月 12 日，新闻报上刊登的中药广告，上海童涵春声明自己的虎骨胶、鹿角胶，包括熬制的龟板膏、驴皮膏、鹿肾膏，都是"远年陈足"的，但是具体年份没有说。同时期的种德堂也在新闻报上做阿胶广告，明确提出，自己家的驴皮胶、龟板胶、虎骨胶、鹿角胶都是"陈足五年"的。同仁堂同样在新闻报上做广告，明确提出自家的是"十年陈驴皮胶"。

近代著名的中医药学家曹炳章（1878—1956 年），精通中医中药，其在郑肖岩《伪药条辨》的基础上增补编写的《增订伪药条辨》，是一部中药质量鉴定专著，其中记载，阿胶"五六十年，殊有奇功"，同时明确指出陈阿胶的质量，十年以内者苍翠色，质尚坚，至五六十年以上者，色转黄而质松脆更佳。肺痨服之（陈阿胶）殊有奇功。

民国以前的阿胶质量特征：以黑、亮、脆、香、陈、夏季不化、炖之易化者为佳。

陈阿胶鉴别：过去的阿胶制作各家各法，工艺不同，所以性状差异较大，目前《中国药典（2020 年版）》统一标准，陈阿胶性状大体趋同。

陈阿胶的一般特征：①传统阿胶有时顶端有熬炼过程中的油，干燥后形成油帽。②陈阿胶一般由于时间较久，多有冰裂纹，或碎裂成大小不同的块。③过去阿胶炼成以后，胶体内尚残留气泡，干燥后胶体可见点状凹坑。④有时阿胶会有白色霜样物质析出，极似霉变，需留意区分。⑤陈阿胶有时烊化无法化开，原因不详，目前的阿胶都能化开。

图 182 左侧部分为阿胶底部，有未能消散的气泡，表面附着一层白霜（起霜为陈阿胶常见特征之一），图 182 右侧部分为阿胶顶部，有黄色油状物。

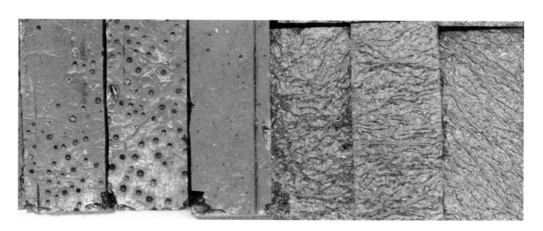

图 182　阿胶底部（左）与顶部（右）

图 183 为近代阿胶丁，表面有油帽，侧面观可见干燥龟裂的纹理，图 183 右侧部分为阿胶丁透光。

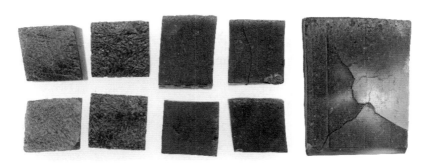

图 183　阿胶丁

　　陈阿胶顶部常见一层近似黄色如油状的皮或帽，胶体表面经常出现白色霜样物质，这是陈阿胶常见的性状特征，图 184 为 20 世纪 80 年代的阿胶。

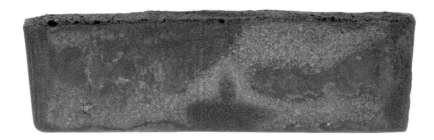

图 184　20 世纪 80 年代的阿胶

　　图 185 为 20 世纪 80 年代生产的阿胶，顶部有油帽，可见起泡痕迹。表面附有白色霜样物质。经过两次菌培养均未发现细菌。故该胶体表面白色物质为正常起霜而不是霉变。

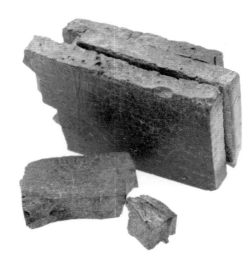

图 185　阿胶起霜

陈阿胶除了容易起霜外，还容易霉变，有时霉变与起霜很难分辨。经检测，图186为起霜与霉变共存的状态。闻气味来辨别阿胶是否霉变有时不准确。有无菌丝和整体胶块的融化情况可以作为阿胶是否霉变的依据。融化粘连情况下的白霜，很容易掺杂霉变。

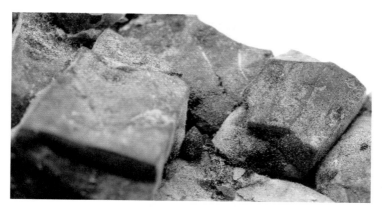

图186　阿胶起霜与霉变共存

阿胶至少从清代开始推崇用陈，民国时期达到鼎盛，这与当时的社会环境有很大关系。因为晚清民国时期，肺结核是中国非常流行的一种传染病，而肺结核在中医中属阴虚火旺者居多，临床主要症状有咳嗽、咯血，同时肺结核属于消耗性疾病，患者身体多虚，主要病变在肺。而阿胶不但能够补虚，还能止血、止咳。如《中国药典（2020年版）》记载，阿胶的功能主治为"补血滋阴，润燥，止血"，用于"血虚萎黄……肺燥咳嗽，劳嗽咯血，吐血"。阿胶特别适合改善肺结核引起的临床症状，但传统药理认为阿胶新品多有火气，不适合阴虚火旺的症候，而阿胶陈者火气渐退，按传统中医药理论，陈阿胶最适合治疗肺结核。

19世纪80年代尚有陈阿胶产品。其后，随着各项药品管理法规的出台，陈阿胶逐渐消失，即便在处方中偶见，实际调剂的也多为新品。

图187为19世纪80年代的陈驴皮胶包装盒。

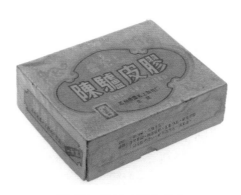

图187　陈驴皮胶包装盒

中华人民共和国成立后有一段时间，以猪皮为原料制作阿胶，名为"新阿胶"，为有别于其他材料，厂家将驴皮制作的阿胶写为"驴皮胶"。图188为20世纪70～80年代的新阿胶。猪皮熬制的"新阿胶"，胶块整体呈棕褐色，浑浊不清，不透光。因年限较久，胶块可见龟裂纹理。图189为新阿胶外包装。

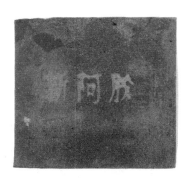

图188　新阿胶

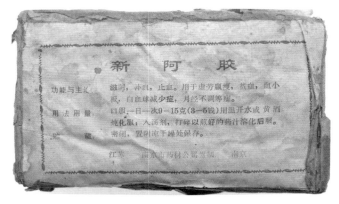

图189　新阿胶外包装

【小结】

目前，驴皮熬制的称为"阿胶"，牛皮熬制的称为"黄明胶"，猪皮熬制的称为"新阿胶"。

历史上有多种胶并存的情况，除尚存的鹿角胶、龟甲胶（曾经仅以腹板入药时称为"龟板胶"）、鳖甲胶等以外，其他如虎骨胶、霞天胶、龟鹿二仙胶等，由于多种原因，现已不复存在。

从陈药角度讲，民国时期，各种胶在做广告时都声称自己为陈胶，可见，近代认为各种胶皆有火性，有待陈化去除。

制作阿胶所用的不同的原材料，历代医家都有使用经验。从文献结合临床来看，驴皮的"阿胶"偏于疏风，牛皮制作的"黄明胶"偏于补益，猪皮的"新阿胶"偏于润燥，仅供参考。

第六节　蟾酥与干蟾皮

蟾酥，《中国药典（2020年版）》记载如下。

蟾酥：本品为蟾蜍科动物中华大蟾蜍或黑眶蟾蜍的干燥分泌物。多于夏、秋二季捕捉蟾蜍，洗净，挤取耳后腺和皮肤腺的白色浆液，加工，干燥。

性状：本品呈扁圆形团块状或片状。棕褐色或红棕色。团块状者质坚，不易折断，断面棕褐色，角质状，微有光泽；片状者质脆，易碎，断面红棕色，半透明。气微腥，味初甜而后有持久的麻辣感，粉末嗅之作嚏。

蟾酥剧毒，却多用于治疗大病、恶病，属于中医药"以毒攻毒"的代表药物之一。蟾酥属于名贵药物，所以市售商品有时会有伪劣品。

图190是蟾酥正品，断面滴水后立刻隆起泛白，有些伪品也有遇水隆起泛白的，但是反应时间较久，且反应不剧烈。图190的标本经过检测，是有效成分含量高的正品。蟾酥不属于陈药品种，存储时间较久的蟾酥，有效成分指标降低。

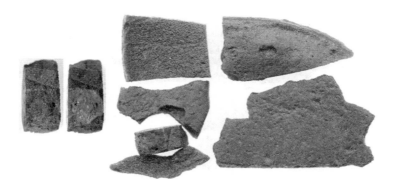

图190　蟾酥

蟾蜍平时也称癞蛤蟆，有大毒，轻易不可触碰，需要有经验的人员采集取酥。采集蟾酥使用的工具一般称为"蟾酥夹"，传统多为竹、铜材质，因蟾酥忌铁，故接触蟾酥的工具不用铁器，外形大多呈劈开的筒状或半球形对扣，见图191。

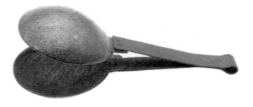

图191　蟾酥夹

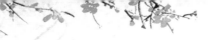

图 192 为晚清民国时期的蟾酥夹，两个半筒状的铜片相合，以折页连接，有时上下两端连接弹簧利于张开，一侧錾刻"同泉永记"。

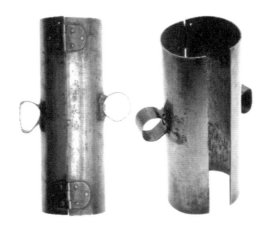

图 192　同泉永记蟾酥夹

干蟾，为蟾蜍科动物中华大蟾蜍或黑眶蟾蜍除去内脏或不去内脏的干燥全体，见图 193。

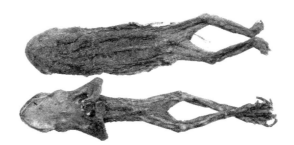

图 193　干蟾

蟾蜍亦可被加工成干蟾皮，调剂入汤剂，或制成各类中成药，具有极其重要的医疗作用，见图 194。

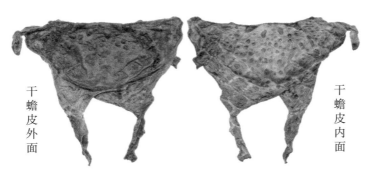

干蟾皮外面

干蟾皮内面

图 194　干蟾皮

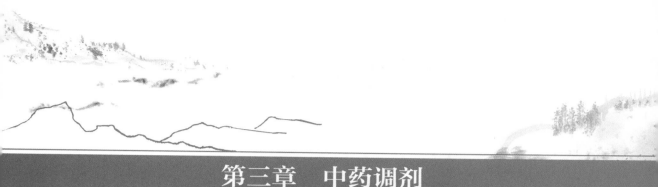

第三章 中药调剂

第一节 清代斗谱排列

清代药柜斗谱资料极其稀少，这里将清代《办理易晰》（内有当时作者游历大江南北对中药炮制技术的考察和中药行业状况的记录）记载的药柜斗谱整理分享给大家。

据《办理易晰》介绍，在清代，江西从事中药行业的人特别多，并且经常将药斗的名字抹去，让人不知道药斗里装的是什么药。药学技术只在家族相传而不露外人，这也是一种对自家秘密的保护。该书的作者感慨道："故如此式法，即造作假冒充代，如为藏拙卖乖之计，是诚私欲小见，未闻君子之公平大道也。"并且提出："凡开药店者，皆得遵立规矩准绳，收贮安排式法，所有柜桶盆匣坛瓶壶罐，凡内藏其药，外号其味，故彰明较著，以共白于同道中人，即江西人在此，亦遵立此规矩式法，刻字号名。"

该书作者走南闯北，经多见广，走遍了当时的大半个中国，游历数年，看到种种乱象，深感忧虑，故而撰文："但吾也不才，在外数载，倦归故里，无他述焉，因见世间开店卖药者，柜桶家业等物，收贮号名式法，潦笔书之，以示初学为鉴。伊等多将一切君臣闹热药，反以安排于左右旁边，将一切佐使闲冷药，反以安排于当中正位。再者滋润回潮，竟以入柜桶收贮，令湿气糜烂，再者干枯焦爽药，竟以入壶罐，令闭气毁伤，以致君臣失位，贵贱失伦，冷热不分，精粗不别。如此种种情弊，不独令发药者，缩足碍手，亦令旁观者，目击心伤。因此不自揣卑陋，注立规矩准绳式法，以开后来初学之疑象，免致入门之滋惑。望其依此规矩准绳式法，收贮安排，得以心欲小而胆可大，行欲圆而志能方。如不以规矩，怎能成方圆。后之初学者，审问之，慎思之，药其可知也。"

原文以两个药柜举例，一个柜子称为一乘，药柜横向称为层，纵向称为路。

1. 药柜药斗收贮药材安排式法

五路六层（五列六行）一乘（一个柜子）三十桶一桶四格式药柜，可装120味药物。

第一个药柜药斗排列见图 195，图中的中药，是自上而下，自右向左的顺序，在表 1 中改为自上而下、自左向右的板式；图中药名以现代标准药名为准进行更正，如"八斗"直接改为"巴豆"；部分药物可能因地方习惯或口语发音，写法有异，暂时无法确定具体是什么药，故保持原貌供大家参考，并在注中标注存疑，如"委参"，下同。

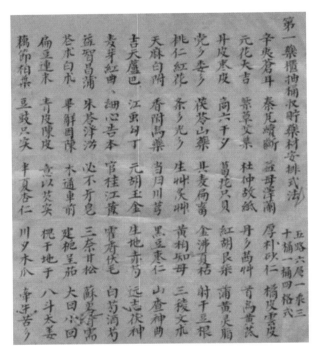

图 195　药柜药斗收贮药材安排式法 1

表 1　药柜药斗收贮药材安排式法 1 图中药物表

辛夷、苍耳	党参、委参[1]	巴戟天、胡芦巴	苍术、白术
秦艽、续断	茯苓、山药	僵蚕、钩藤	萆薢、茵陈
益母草、泽兰	瞿麦、萹蓄	延胡索、郁金	木通、车前子
厚朴、砂仁	金沸草、夏枯草	生地黄、赤芍	水栀、荜澄茄
橘皮、橘红	射干、山豆根	远志、茯神	大茴香、小茴香
芫花、大戟	桃仁、红花	麦芽、红曲	白扁豆、连子
紫草、艾叶	北沙参、光参	细辛、藁本	青皮、陈皮
杜仲、补骨脂	生甘草、炙甘草	肉桂、姜黄	薏苡仁、芡实
丹参、茜草	黄柏、知母	藿香、大腹皮	槐角、地榆
何首乌、黄芪	三棱、莪术	白芍、酒白芍	巴豆、太姜[2]
牡丹皮、山茱萸	天麻、白附	益智、石菖蒲	藕节、侧柏叶

续表

商陆、干漆	香附、乌药	猪苓、泽泻	淡豆豉、枳实
葛花、贝母	当归、川芎	萆薢、猪牙皂	半夏、杏仁
红柴胡、银柴胡	黑豆、酸枣仁	山奈、甘松	川牛膝、木瓜
蒲黄、五灵脂	山楂、神曲	紫苏梗、香薷	牵牛子、苦参

注：

［1］委参：存疑。

［2］太姜：疑为生姜。

图195 都是两味药组成的药斗书写格式，如果是一桶两格，则可以根据实际情况进行编排，如果是一桶四格，大家可以根据自己的习惯进行组合。如果是一桶三格或五格，则可以去除部分冷门不常用的药物。

第一层药柜底下有空档，样式为狮口，里面摆放一些土壶瓦罐，用于盛装六一散、金黄散、铁面散、三白散、一扫丹、玉红膏、白鱼膏、万灵膏、生肌膏、千捶膏、五谷虫等药。

第二个药柜药斗排列见图196、表2。

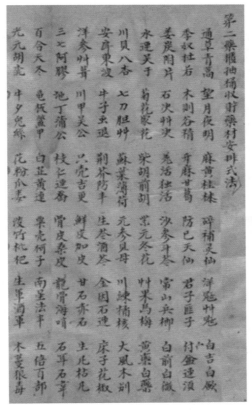

图196　药柜药斗收贮药材安排式法2

95

表2　药柜药斗收贮药材安排式法2图中药物表

通草、青蒿	沙参、马兜铃	安胙[5]、东波[6]	地骨皮、桑白皮
望月砂、夜明砂	常山、槟榔	牛蒡子、蝉蜕	龙骨、海螵蛸
麻黄、桂枝	白前、白薇	荆芥、防风	石耳、石韦
骨碎补、威灵仙	水连[2]、吴茱萸	生黄芩、酒黄芩	百合、天冬
洋蔻[1]、草豆蔻	菊花、密蒙花	金樱子、石莲	龟板、鳖甲
白及、白蔹	柴胡、前胡	蛇床子、花椒	白芷、黄连
刘寄奴、杜若	紫菀、款冬花	洋参、紫草茸	罂粟壳、诃子
木贼、谷精草	草果、乌梅	穿山甲、蜈蚣	天南星、法半夏
升麻、葛根	黄药子、白药子	枳壳、桔梗	五倍子、百部
防己、天仙子	川贝、巴杏[3]	白鲜皮、五加皮	龙眼肉、胡桃
使君子、榧子	七刀[4]、龙胆草	炉甘石、赤石脂	牛膝、菟丝子
覆盆子、莲须	紫苏叶、薄荷	生矾、枯矾	天花粉、瓜蒌
姜炭、附子	玄参、贝母	三七、阿胶	淡竹叶、枇杷叶
石决明、决明子	川楝子、橘核	紫花地丁、蒲公英	生大黄、酒大黄
羌活、独活	大枫子、木鳖子	栀子仁、连翘	木蔓[7]、狼毒

注：

[1] 洋蔻：存疑。

[2] 水连：疑为黄花倒水莲。

[3] 巴杏：存疑。

[4] 七刀：存疑。

[5] 安胙：存疑。

[6] 东波：存疑。

[7] 木蔓：存疑。

　　第二个柜子的底部，放置如下药物：牡蛎、蛤粉、松香、皮硝、皂矾、滑石、密陀僧、秋石、槐花、芜荑、海藻、昆布、海浮石、海粉。

　　前面是按照一桶四格来安排的，另外，天南星、法半夏最好与沙参、马兜铃放在一个药斗里，生大黄、酒大黄最好与生黄芩、酒黄芩放置在同一个药斗里。

　　如果是一桶两格，可以将不常用的药物去掉。

　　本文以两组药柜，举例当时药柜药斗的编排理念，其他药斗的编排可以参考并灵活变通。

2. 满天星（百亩田）编排

　　清代的《办理易晰》还记载了"满天星盒子收贮药材安排式法"，并且解释说："一盒五十格，二盒共计一百格，故又名'百亩田'或'一盒五格'。"

　　文中进一步解释说："满天星盒子，虽曰百亩田，此言其大略，原非一定之规，照药柜抽桶多少扣算，如抽桶多，天星盒子廿五格，为一大连，二盒共计五十格亦可。如抽桶少，天星盒格数宜多，至若天星盒子，所宜收贮之药味，但凡热闹个子货物，及冷落引子之物，皆可于内收贮，吾之所开，亦不过言其大略之规。然在各人心思，约量照类推之可也。"

"一盒五十格"实际上有些偏大，我们以一盒二十五格为例。图197为示意图，界面文字不代表实际书写药味。

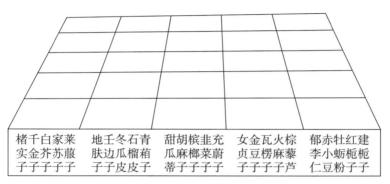

图197　满天星编排

"天星盒子廿五格，为一大连"，相当于把"一桶五格"的5个药斗并列做成了一个大抽屉，或者说，在一个大的药斗内制作了25个盛药的小格（每个小格不一定是正方形）。此时的药斗，称为抽屉更恰当些，如图197。可能因为盛药的格子较多，所以称其"满天星"。

《办理易晰》中还列举了一桶四格的斗谱排列方式，图198中为从上向下，从右向左的顺序，在表3中改为自上而下，自左向右的顺序。

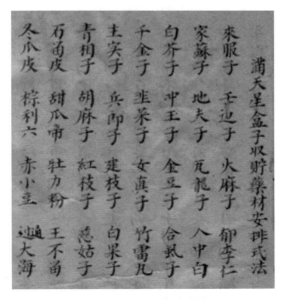

图198　一桶四格的斗谱排列

表3　一桶四格的斗谱排列图中药物表

莱菔子	白芥子	楮实子	石榴皮
壬边子[1]	芜蔚子	槟榔子	甜瓜蒂
火麻子	金豆子[3]	建栀子	牡蛎粉
郁李仁	鹤虱子	白果子[4]	王不留行
家苏子[2]	千金子	青葙子	冬瓜皮
地肤子	韭菜子	胡麻子[5]	棕藜芦
瓦楞子	女贞子	红栀子	赤小豆
人中白	竹雷丸	慈姑子	通大海[6]

注：
［1］壬边子：存疑。
［2］家苏子：疑为紫苏子。
［3］金豆子：《本草释名考订》记载，望江南，异名金豆子。
［4］白果子：即白果。
［5］胡麻子：即亚麻子。
［6］通大海：即胖大海。

3. 计开四味一连宝石物类收贮安排式法

计开四味一连宝石物类收贮安排式法，见图199、表4。

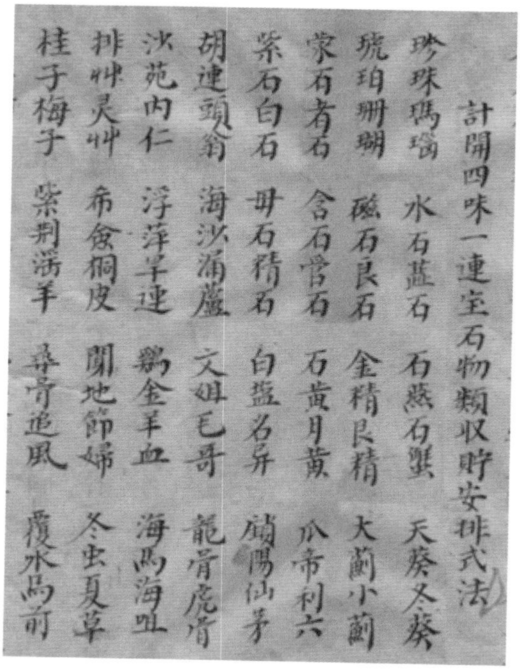

图199　计开四味一连宝石物类收贮安排式法

表 4　计开四味一连宝石物类收贮安排式法图中药物表

珍珠、玛瑙	礞石、代赭石	胡黄连、白头翁	香排草、零陵香
寒水石、花蕊石	蛇含石、鹅管石	海沙[3]、漏芦	豨莶草、海桐皮
石燕、石蟹	雌黄、藤黄	红娘子、斑蝥	钻地风、节妇[4]
天葵子、冬葵子	瓜蒂、藜芦	龙骨、虎骨	冬虫夏草
琥珀、珊瑚	紫石英、白石英	沙苑子、葳蕤仁	桂子、梅子
磁石、禹余粮	云母石、玄精石	浮萍、墨旱莲	紫荆皮、淫羊藿
金精石[1]、银精石[2]	白盐、无名异	鸡内金、山羊血	寻骨风、追风箭
大蓟、小蓟	锁阳、仙茅	海马、海蛆	覆水马前[5]

注：
[1]金精石：即白云母。
[2]银精石：即金云母。
[3]海沙：疑为海金沙。
[4]节妇：存疑。
[5]覆水马前：存疑。

编写斗谱的时候，对药名有时会有一定的文字改动，比如，书中提道："以上所开石类，内有减损字眼，吾已批注分明。水石即寒水石……再者毛哥、文姐即斑毛、红娘二味，鸡内金、山羊血，桂子、梅子，亦有将桂子、梅花子造作桂饼、梅饼配香用者，再者寻骨风、追风箭、钻地枫、真节妇之类，再者冬虫夏草即一味，覆水马前即一味，如有未解全备者，亦在各人用心约量补究加添可也。"

文中谦虚地说："吾之所述，不过望高山而仰止。"最后说："吾之纂注此书之时正属腊月，天寒地冻，墨笔成冰，所以字迹潦草，行路不恭，故虚心引领，以望后学代吾讨论润泽其未备焉，予有不胜感情之至也。"看得出，作者秉持着谦逊的心态，撰写了《办理易晰》这部书，该书能留存到今天实属不易。在过去，基层老药工整体文化程度不高，所以能够撰写著作的人员并不多，能够流传下来的著作更是少之又少，因此，相关资料更加珍贵。

第二节　民国斗谱：斗折号码扺斗

民国时期山西地区的斗谱，载药498种，偶有重复，从中可以了解当地斗谱的排列及医生的用药习惯等，其对今天的药铺斗谱的编写，依然有借鉴意义。

图200为1945年的手折封面，封面写有"乙酉年，民国三十四年，吉立，斗折号码扺（zhǐ）斗折丸散处"，上下宽约13厘米，手折展开左右横长约133厘米。

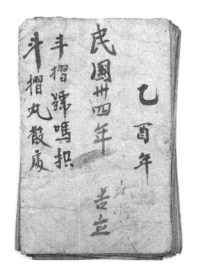

图 200　手折 1

　　同时收集到 1950 年"聚记药庄"的手折，与图 200 的手折内容大体一致，后半部排序稍有不同，故可知这两个手折出自同一药铺，年代分别是民国时期和中华人民共和国成立初期。

　　两个手折的斗谱稍有不同，可能是因为更换了医生，因而更换了用药习惯，或者是抄斗谱的人员不同所以抄写习惯不同。

　　前后两个手折为同一药铺记载的内容，民国时期的文献较早，药味更加丰富，内容较为简洁，中华人民共和国成立初期的手折，药味名称记载得更加详细。比如，民国时期的手折记载的枳壳、白术，中华人民共和国成立初则记载为炒枳壳、焦白术。看民国的手折，如果遇到看不懂的药味，建议看该药号在中华人民共和国成立初期的手折，名称顺序稍有不同，但是排列位置大体未变，中华人民共和国成立初期的记载更加明确易懂。该手折分正反面，正面从右向左书写，见图 201。

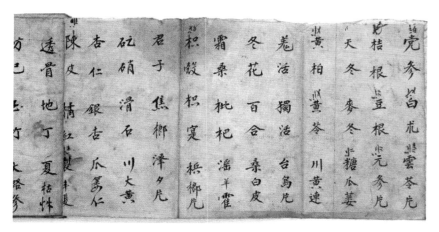

图 201　手折 2

药斗手折，三味药为一列，正面为自右向左横写，反面为自左向右竖写，今按原文顺序改为自上而下，自左向右，以方便读者阅读。为避免编排错误，尽量保持原文不变，文中个别错字直接更改，存疑作注（表5）。

表5 斗谱内容图中药物表

党参	白术	云苓片
桔根	山豆根	元参片
天冬	麦冬	糖瓜蒌
黄柏	黄芩	川黄连
羌活	独活	台乌药
冬花	百合	桑白皮
霜桑[1]	枇杷	淫羊藿
枳壳	枳实	槟榔片
君子[2]	焦楂	泽泻片
芒硝	滑石	川大黄
杏仁	银杏	瓜蒌仁
陈皮	橘红	制半夏
透骨[3]	地丁[4]	夏枯草
防己	玉竹	大潞参[5]

注：
[1] 霜桑：霜桑叶，经霜后采收的桑叶。
[2] 君子：疑为使君子。
[3] 透骨：即透骨草。
[4] 地丁：即紫花地丁。
[5] 大潞参：疑为潞党参，又名上党参、异条党。

图201的手折记录了民国时期的斗谱排列，以及当时的一些炮制品的商品规格，如醋芍、炒黄柏等，其对今天的斗谱依然有参考价值和启发意义。

第三节 药柜形制与斗隔辨析

传统药铺所用的药柜，又有百眼厨、神农架、药架等多种称谓，是传统药铺经营的必备器物之一。

药柜多为木制，顶端有较大的空间，用于放置瓶瓶罐罐，这部分的设计像狮子大张的口一样，所以称其为"狮口"，有时狮口内部还有阶梯状设置，使坛罐的摆放有层次感，或设有横向的格挡，使狮口内部分为二层或三层，可以放置更多的器物，如图202。

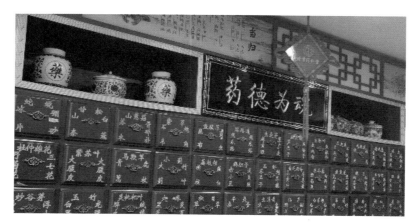

图202 狮口示意图（王新华拍摄）

有时底部也有狮口。一般较为名贵的中药饮片或成药，装入铜、锡、瓷的坛罐内，直接烧制或书写、粘贴药名（药签），放置在上方的狮口内，如狮口有横隔，则放置在狮口内的上部。狮口内的下部，或药柜下方的狮口，则放置较为便宜的陶、瓦罐等，用以盛装价格较为低廉的药。

药柜的整体设计，常说"横七竖八"。但是，横七竖八更像是一句口头语，实际上无论古今，横七竖八的药柜非常少见，说横七竖八，只是好听好记而已。

并且，横七竖八到底是什么意思还不好确定。横七，表示横着有7个药斗，还是横着有7排？竖八，表示竖着有8个药斗，还是竖着有8列？古今无从考证，所以说，横七竖八只是个口头语。笔者考察了数个古代的药柜，偶有横七（药斗）的，或竖八（药斗）的，但是，就没看到"横七竖八"样式的。中华人民共和国成立后的药柜，偶见"横七竖八"样式的，但也只是偶见而已，目前的大药铺基本没有横七竖八样式的。

古人还发明了旋转台一样的药柜，有人称其为药厨、药馈。

药柜抽屉，有单独为一斗的，多在底层，装体轻松泡的饮片，如益母草、灯心草、通草等，有一屉内有两个方格的，还有一屉内3个、4个的，以至于一屉拉出来有多个方格，可以装多味饮片。

过去看书是点头，自右向左看；现在看书是摇头，从左向右看。这种文化习惯，也体现在药斗的书写上。

见过中药药柜的人，很多都会问一个问题：药柜药斗表面书写的药名与药斗里的方格是怎么对应的？其实，这个问题很多年轻的行业人员也弄不清楚，主要是没有什么记载和依据能够确定它们的对应关系。特别是目前，中医药文化盛行，商品市场出现了大量的做旧药柜，药斗的书写更是千奇百怪，这类药斗不可以作为考证的依据。以下赘述几种药斗与药名的对应规则。

1. 一桶一格

一桶一格是如抽屉一样的药斗，过去称药斗为"抽桶"，就是在药柜架子里可以抽拉的桶子。这种药斗，单独为一个容器，只装一种用量较大、比较轻泡的饮片，如益母草、通草、艾叶等。

2. 一桶二格

有的药斗中间隔开成两个方格，称为一桶二格。现在，其表面按习惯由左向右竖写药名；由于过去是自上而下，从右向左的书写习惯（包括我们平时常见的对联，也都是右侧为上联，左侧为下联），所以，当药斗为一桶二格的时候，右侧书写的药味装在安装拉手的第一格里，而左侧药味装入药斗里面的第二格里。

3. 一桶三格

一桶三格样式的药斗，其与药名的对应规律是很容易让人纠结的，我们通过下面一桶四格的传统药斗来分析过去的装斗规律。按过去的习惯，药斗外面，中间上部的饮片，装入安拉手的第 1 个方格，从右侧起，装入第 2 个中间方格，左侧的药味则装入最里面的第 3 个方格内。

4. 一桶四格

一桶四格药斗见图 203，制作年代为晚清民国时期，经长年使用，已有磨损，原拉手上因为有古币，而被商家拿去做了收藏。目前的药名贴纸为繁体字，药名从右向左书写，依稀可见药签底下压有以前残留的药签。

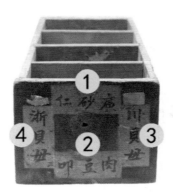

图 203　一桶四格

图中药斗有 4 个盛药方格，具体排列，可以根据中药常理来分析。药斗界面上下是"广砂仁""肉豆蔻"，两味药的功效相近，所以，按照传统的排斗习惯，此二药应该放在相邻的位置。而左右两味是"川贝母""浙贝母"，功效依然是相近的，所以它们也需要相邻放置，以方便调剂。

确定相邻饮片后，我们再来确定最外面的第 1 个方格所盛装的药。广砂仁应为第 1 个药，这符合以前的书写习惯。而如果按照顺时针分别装入"广砂仁、川贝母、肉豆蔻、浙贝母"，显然不符合传统的"药性相近、药味相邻"的斗谱排列习惯。如果逆时针装入药斗，则是"广砂仁、浙贝母、肉豆蔻、川贝母"，依然感觉很不顺手。

因为第 1 个方格已经确定是广砂仁了，而肉豆蔻需要与广砂仁相邻，所以第 2 个方格该是肉豆蔻，界面按以前的书写习惯从上到下，从右向左，所以第 3 个该是川贝母，第 4 个则是浙贝母，放在最里面的方格里。也就是"先上后下，先右后左"的顺序。

因为我们目前的书写习惯是从上到下、从左向右。所以，目前有些药铺，包括传统的百年老药铺，其药斗界面的书写也有了变化，药斗方格内的饮片顺序，变成了"先上后下，先左后右"，也就是图 203 中药斗表面文字序号的 3 与 4 互换了一下位置。这倒是好记，因为符合目前的书写习惯。

无论顺序怎样变化，对从业人员来讲，必须熟悉本单位的装斗规律，才不至于在调剂中出错，这是最关键的。所以，过去规定不可以装错药斗，避免调剂过程中出现问题。

熟悉了上面的规则，其他格数的药斗也就容易编排了。过去还有一桶六格，一桶八格，一桶九格，一桶十二格等较大的药斗，甚至还有更多，此时已经不能称一桶了，称一屉更恰当些，有一屉二十五格的，相当于将 5 个药斗并列成一个大药斗（抽屉）。一般多在底部，多盛装矿类、贝类等质重饮片。有时，还有单独十数格或数十格为一屉的，用时每个屉都平摆开，不用时，像蒸包子的蒸笼笼屉一样摞起来放置，以节约空间。

传统装药器具，除木制的药柜外，还有用布、皮革等做成易于携带的挂袋或可卷曲折叠的药囊。具体参见本书第六章"行医医疗"。

第四节　中药五不上斗

刚参加工作的时候，老药工教我们，在中药调剂工作中，采购来的中药饮片，需要做到"五不上斗"，根据回忆大体如下。

中药五不上斗：①药不净选不上斗；②药不炮制不上斗；③发霉虫蛀不上斗；④毒剧贵细不上斗；⑤名实不符不上斗。

第 1 条，"药不净选不上斗"。要求饮片必须净选，净选是除去非药用部位、杂质异物、灰屑等，以达到药用的纯净度要求的炮制工序。常见的如拣出金银花、连翘里的枝叶。

第 2 条，"药不炮制不上斗"。有些饮片存在生熟异治的情况，应当根据国家药典和当地的规范，结合医生的用药习惯，对一些药物进行必要的炮制。因为有些药物需要炮制才能更好地发挥作用，比如药斗上的名称为炒白术，而饮片是生白术，则不能上斗。大多数医生习惯用炒白术来健脾止泻，如果换成生白术上斗，则临床疗效相反，生白术有较强的滑肠作用，容易导致腹泻，常用于气虚便秘。因此，该炮制的药物不炮制，不能上斗。

第3条，"发霉虫蛀不上斗"。对于发霉虫蛀的饮片，过去根据实际情况决定是否将其销毁，或者处理后再上斗。目前，国家药典针对霉变药品是零容忍的，对虫蛀药品亦加大了处罚力度。

第4条，"毒剧贵细不上斗"。为了调剂安全，毒性饮片需要单独保管，不上药斗，经炮制过的毒性饮片，上药斗也要求尽量摆放在底部，以免调剂时掉落到其他药斗里发生危险。当然此事并不绝对，实际工作中，也有毒性饮片上斗的，不规范的操作古今都会存在，所以行业人员要十分小心，规范操作。贵细药也是不上斗的，要单独保管，以免拿错发生经济损失。目前国家及使用单位，对于毒性饮片和贵细饮片都有严格的管理制度和要求。

第5条，"名实不符不上斗"。有时药物来货，标签名称与实物不符，甚至存在假劣药。比如包装上标注的是黄芪，结果里面装的是炙甘草，或者包装标注的是木通，实际装的是川木通，这些名实不符的饮片都不可以上药斗。

虽然传统老药工讲"五不上斗"，但有的地方可能习惯不一样。比如有的老药工还讲"药不过筛不上斗""药不洁净不上斗"等内容，意义大体相似，地区不同，说法会稍有差异。

过去有些药铺，上斗前，会筛除饮片碎屑。如果不过筛，患者抓药回去打开药包，有时会把里面的药屑误认为是沙石、泥土、灰尘等杂质，从而影响药铺信誉。因此，过去药铺有上斗前过筛的要求。

药不过筛不上斗，本条与药不净选不上斗相似，净选的范围更大一些。过去的饮片泥土较多，煎煮汤药后锅底甚至是碗底时常会有较多的泥状物，所以需要过筛，将细碎的泥沙、药屑筛除，使煎煮后的汤药更加洁净卫生。民国时期很多药铺会打出"洁净饮片"的标语，表示本药铺的中药干净。

中药过筛见图204。

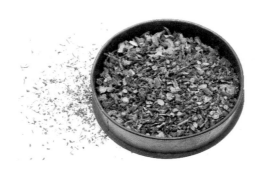

图204　中药过筛

传统药柜大多为木质，使用木质药柜的好处是木头本身就有一定的吸潮性能，当饮片自身较潮时可以被木头吸收一部分潮气，然后再逐步散发，减少药物的霉变，同时取材方便，经久耐用。有些木料自身具有一定的颜色和纹理，再根据情况涂以漆料，更显庄重华丽。

由于药斗的相对密闭性，导致有些中药饮片在夏季容易吸潮，在湿热天气的影响下，容易发生霉变。因此，每到夏季梅雨季节，老药工下班时会把药斗拉出来进行一定的晾晒，上班再把药斗推回去，这样在一定程度上可以避免饮片的吸潮霉变，如图205。

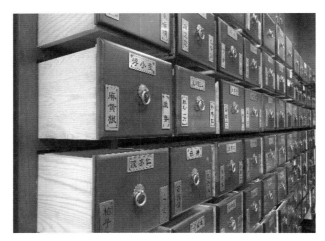

图 205　药斗晾晒

第五节　中药计量传统读写

过去中医开处方使用毛笔，书写的处方剂量为斤、两、钱、分、厘等衡制，剂量数值使用的是传统写法，以下阐述常用的相关书写及缘由。

中药计量单位的名称书写，一般源自古代名家的书法，《三希堂法帖》《书法大字典》等皆有大量收录。

图206为过去医药行业"斤"的写法，正常的"斤"字在书写过程中常有变体，源于古代草书，形式似竖写相连的二，有时又像阿拉伯数字7。

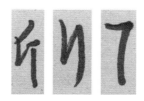

图 206　"斤"的写法

处方中"两"的写法，主要源于古代"两"字的草书。草书"两"字，去掉顶部后，成了重量斤两之"两"的写法。

古代草书"两"，去掉顶部的十字叉依然读为"两"字，有时甚至会再去掉顶部的一横，形如"刃"字去掉顶部的一横，此时，可作为"两"的文字使用，有时也表示具体度量衡重量的"两"，具体需要根据语言环境来判断，参见图207中左侧的3种写法；有时顶部有一个大写的"一"，也表示"一两"，有时顶部的"一"落下来形成如"刃"字，亦为"一两"，参见图207中右侧的3种写法。

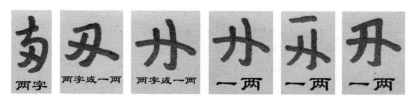

图 207　"两"的写法

图 208 为砝码乙两，实测为当时的一两，因为写"壹"笔画太多，古人嫌麻烦，而写一，笔画又太少，很容易被改成其他数字，比如加一个横就是二，加一个数就是十。为了避免数字被篡改，商码里习惯将一写为乙。以"乙"做"一"，在过去也是常有的事。但是，这在砝码上并不多见。该砝码为文献度量衡"乙两"的考证提供了直接的证据。

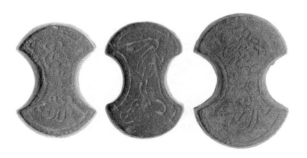

图 208　砝码乙两

在图 209 中，一般情况下，左侧为"二两"，但是有的医生将其当作一两来书写，这一点需要注意辨别。同时，三两容易被当作二两来书写。四两、五两、十两，基本能看到大写数字的影子。

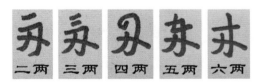

图 209　"二两""三两""四两""五两""六两"的写法

图 210 为中医处方中最常用的度量衡单位——"钱"的写法，有些像"钱"字里的笔画"戈"的水平翻转。

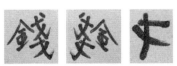

图 210　"钱"的写法

度量衡里钱的笔画写法与钱字里戈字水平翻转相似，实际书写有些像"千"字第三笔出头，图 211 中，左侧为一钱，有时顶部写有大写数字"一"，还是一钱，顶部的"一"落下来与下部字连成一体，依然代表一钱。

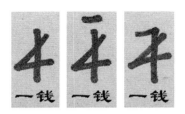

图 211　"一钱"的写法

"钱"与"两"的情况差不多，图 212 中二钱、三钱，时常被读写成一钱、二钱。依然需要通过全篇文字的书写习惯来判断其原始本意。四钱、五钱依然带有大写数字的影子。

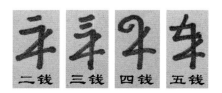

图 212　"二钱""三钱""四钱""五钱"的写法

图 213 中，如符号一样的写法，是过去草书"钱"的两种写法。

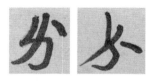

图 213　草书"钱"

度量衡中的单位"钱"，在实际书写过程中，由于人们的书写习惯不同，经常会有一些变体，有的如阿拉伯数字 4，有的如千百的千字第三笔出头。有时，钱的写法还像一个"小"字的左点长写，顶端出头形成交叉，或像"不"字，或像"分"字，如图214。

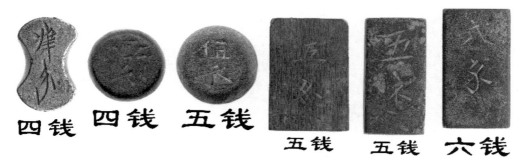

图214 "四钱""五钱""六钱"的写法

图215是一钱半还是半钱，该如何判断？如果按过去从上到下、从右向左的书写习惯，应该读作一钱半，但实际是半钱而不是一钱半。其中，"丰"为"半"字的变异，主要是为了速写。

图215 "半钱"的写法

过去带有度量衡单位时，一般不会从右向左写，而是从左向右写。比如"十二两"一般不会写作"两二十"，也就是说，当有度量衡单位时，应该从左向右读取。具体可参见本节末尾的处方实例。

一钱半有特有的写法。有时其轮廓像大写数字五，如图216的左侧部分；有时两个一钱竖着连写，如图216的中间部分；有时上部写作一钱，下部为半（实际写为"丰"字），连在一起，读作一钱半，如图216右侧部分。

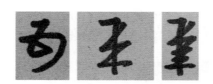

图216 "一钱半"的写法

中药里，有些贵细药或有毒药会用到分和厘，度量衡的单位"分"，源于草书"分"字。

图217中，左侧与中间部分都是草书"分"字，图中左侧部分的起笔逐渐拉直成一竖，形如右侧部分的"卜"字，代表着衡制里的分。

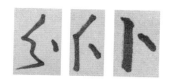

图 217　"分"的写法

　　一分写作"卜"，如图 218 左侧部分；或上部有一个大写的"一"，下方为"卜"，读作一分，如图 218 中间部分；或者上部的"一"落下来与下部的"卜"连在一起，如图 218 右侧部分。

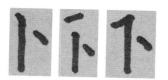

图 218　"一分"的写法

　　分的其他写法规律如前文中的"两""钱"，一分、二分、三分等容易出现的误区亦与"两""钱"相同。

　　中药处方里的"厘"，也与书法的"厘"字有关。

　　图 219 的箭头，水平的箭身侧是草书"厘"字，箭头侧是经过简化，基本取其最后几笔，形成的度量衡里的"厘"字，字形像"瓦"与"兀"。

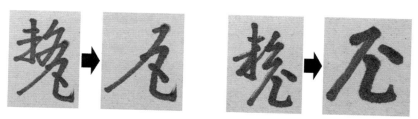

图 219　草书"厘"与度量衡 "厘"

　　毫作为度量衡单位，很少被用到，因为这个单位太小，实在是难称量。以当时的科技水平，想精确到今天的毫克这种程度，确实有些不容易。

　　图 220 为算盘横梁上的度量衡书写"分厘毫"，其中的"毫"直接写成了"毛"。

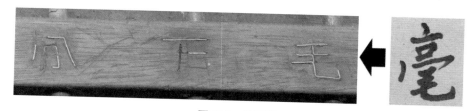

图 220　分厘毫

《重订通俗伤寒论》在第八章的伤寒兼证"伤寒兼症"里记载："送下痃癖除根丸（炼人言八毫，真绿豆细粉一钱，巴霜九厘二毫，辰砂三分，须研极匀，至无声为度，用白蜜做二十丸，生甘草末为衣，每服一粒），温中补气，吐下顽痰。"其中就有衡制中"毫"的使用。注意，该方剧毒，切勿模仿。

中药处方计量单位书写基本样式见图221。

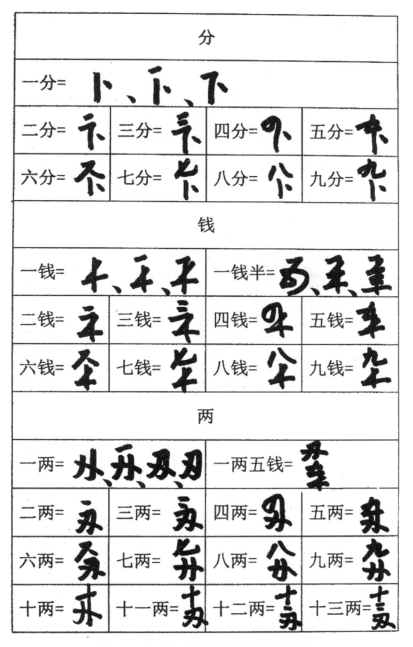

图 221　中药处方计量单位书写基本样式

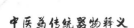

传统毛笔处方书写见图222。

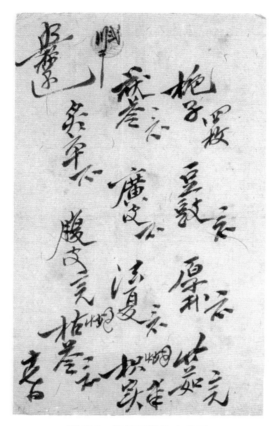

图222　传统毛笔处方书写

图222原文：栀子4枚，豆豉3钱，厚朴2钱，竹茹3钱，茯苓3钱，广皮1钱，清夏3钱，枳实（炒），1钱半，炙草1钱，腹皮3钱，枯芩（炒）3钱。

原文中的竹茹多写了一横，如果查数的话，该算作4钱，但是数字4有专属的写法，所以，从全文看，该处应为笔误，还是按3钱计。最后枯芩的"芩"，过去常写作"苓"。

第六节　中药的商码

商码，也有人称其为苏州码子，也叫草码、花码、番仔码，是我国过去商业活动中用于计数的一种符号，常用于药铺、当铺或其他的日常经营活动。虽然有苏州码子的称谓，但与苏州是否有渊源尚无考证。

图223为中华人民共和国成立初期的中药交易票据。文中的价格计数使用的就

是商码，图中的中药和价格原文：柴胡五斤，四千五；黄芩五斤，三千五；山楂片五斤，三千；桔梗五斤，四千五；党参三斤，一万八。

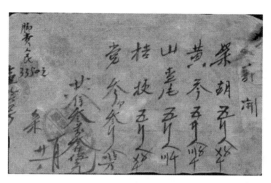

图 223　中药交易票据

图 224 为中华人民共和国成立初某药方的说明书，图中的药物组成原文：党参十六两，厚朴二十两，法夏（法半夏）二十四两，薄荷十六两，花粉五两，防风二十八两，柴胡十五两，雄黄十四两二钱五分。

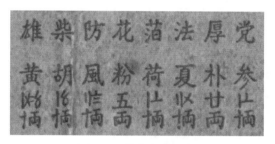

图 224　某药方说明书

过去药方日常的价格计数也使用商码。

图 225 中的原文：富字胶一斤八元，贵字胶一斤六元四角。价格使用的是商码计数。

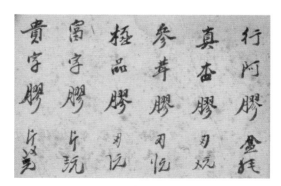

图 225　药方价格计数

　　前面的文献，使用的都是商码计数。商码，是过去从事商业经营活动最常用的一种数字书写模式，普遍应用于商业领域，涉及当时社会的各个行业。中医药作为一个传统行业，无论是生产、经营领域（医药生产和购销）还是使用领域（医生），都会用到这种书写方式。

　　商码的书写，其中的1、2、3，为大写的横写改为竖写，商码的4像个叉，5像个未封口的8，数字6、7、8则由算盘模式演化而来。比如，商码数字的〧：上面的一竖点表示算盘上方的珠落下来一个，代表5，下面的一横表示算盘下方的珠上去一个，加起来就是6，所以商码数字〧代表6。商码数字的〧（7）和〧（8）与6的情况相同。

　　商码数字的9，像长久的"久"字末笔与上笔画的交叉，也像"文"字的变体，或"夕"字末笔出头。商码的10，则是数字10的大写"十"。了解商码的缘由，有助于商码的理解、记忆和使用。

　　商码的书写方式为：数字"1"的书写形式为一个竖"〡"；数字"2"的书写形式为两个竖"〢"；数字"3"的书写形式为三个竖"〣"；数字"4"的书写形式为"乂"；数字"5"的书写形式为"〥"；数字"6"的书写形式为"〧"（上面一个竖写的点，下面一横）；数字"7"的书写形式为"〧"（上面一个竖写的点，下面二横）；数字"8"的书写形式为"〧"（上面一个竖写的点，下面三横）；数字"9"的书写形式为"夊"。

　　另外，使用非常频繁的整十、整百在商码中也都有特定的写法。如二十，写作"廿"，读niàn；三十，写作"卅"，读sà；四十，写作"卌"，读xì；五十，写作"圩"，读xū；六十，写作"圆"，读yuán；七十，写作"进"，读jìn；八十写作"枯"，读kū；九十，写作"桦"，读huà；二百，写作"皕"，读bì。

　　商码在中医药领域实际应用时的写法：①"0"在商码里还为0。②当商码的〡、〢、〣这几个数组合并列时，为避免数字连写混淆，需要将偶数位写作横式。如十二万三千三百二十一，数字123321，使用商码表达时不能写成〡〢〣〣〢〡，这样读很容易混淆出错，实际书写时，需要将偶数位置的数字横写，写成〡二〣三〢一。③当标价某元某角某分时，用"○"代表元或直接书写文字"元"，将元字或"○"符号另起一行，放于代表元的数字下方，角、分等就不写了。如果只有角、分，用"△"代表"角"，可将"△"放在角分二字的首位代表"角"的数字之下方，"△"的尖头正好对着角分二字首位字的中间，实际书写时，有时也稍微偏向角分的中间位置，读取商码数字时应带着货币单位。

　　如：¥1.68元，写成两行，第一行记作〡〧〧，第二行在1的下方写元，或写○，读作一元六角八分。第二行表示其顶上数字的单位。商码的数字1，有时候为了避免被篡改，1的起笔稍微带一个拐角，如图226。

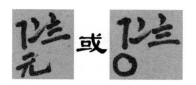

图 226　一元六角八分

如果是￥0.68 元，依然写作两行，第一行为⼀三，第二行在第一行⼀的下方画一个三角符号"△"表示角。读作六角八分，如图 227。

图 227　六角八分

只有元角时，记账也有将￥1.80 记作"丨三毛"的。

商码是一种进位制记数系统，以位置表示大小。记数符号写成两行，首行记数值，第二行记量级和计量单位。

图 228 中，横排第一行记的是数目的数值，"乂〇刂二"代表 4022。第二行记数目的量级和计量单位。图中首位数量级是拾（十），代表第一行的第一位数字的量级是十位，即这组数据读作"40.22 元"，或"四十元二角二分"。竖排的，按照传统是竖写从右向左读取，右为上方，相应左为下方，原理参照横排理解。

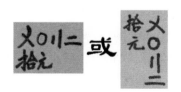

图 228　四十元二角二分

第七节　近代抓药多单包

目前中药处方抓药都是混合打包（混包）的，只有特殊煎煮的中药才单独打包（单包）。晚清民国时期，处方药味的配制基本是单包，一张处方中有多少味药就单包多少个小包，然后再包成一个一日剂量的大药包。处方在配制时，先将相应的标签取放在相适大小的一张纸上，配制后将其连同饮片一起包好，最后将一剂药的所有单包的小包再统一包成一个大包，大包的纸张一般在 40cm 左右。因为刚才放置的药签被包在了纸包里，所以药签在当时也叫内票，一般边长 1 寸（3.33 厘米），而外面最大的包装纸则被称为"门票"。

图 229 为北京地区，民国时期的内票（药标、药签、药票），下面衬以包装纸。

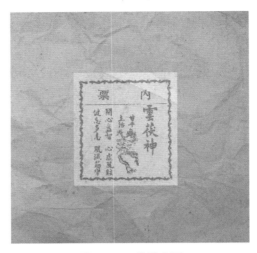

图 229　云茯神内票

云茯神内票边长约 5 厘米，外衬纸张近 20 平方厘米。

将方中药味都单独包好后，根据体积大小，再用一张大包装纸统一包成一包。

方中药味单包并放入内票，这种习惯一直延续到中华人民共和国成立初期。患者回家打开药包，可以对照处方，看药铺配制的药味数量是否准确，药是否抓错，将内票与处方比照，一目了然。当然也有药铺将药标印制成大小约 20 平方厘米的纸张，用时可以加衬一层纸或直接包装药物。

图 230 为民国时期奉天保和堂的仿单（介绍商品性质、用途、使用法的说明书），约 18 平方厘米，可以再加衬一张纸，或直接用于饮片包装。相对于前面的内票，这种仿单因为是包装饮片后露在外面的，所以也被称为"外票"。

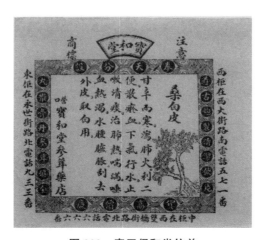

图 230　奉天保和堂仿单

图231为民国时期奉天保和堂的外包装纸，大小约40平方厘米。

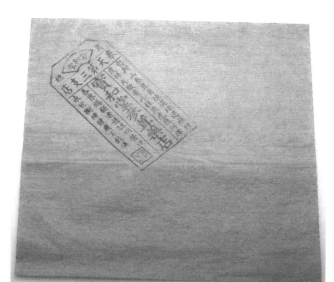

图231　奉天保和堂外包装纸

将方中所有药味包好后，药铺名号、地址信息等内容正好显露在药包的显著位置，让人一目了然。

图232为近代天津老字号，大名鼎鼎的隆顺榕的中药内票娑罗子，配制时将内票放在衬纸上，配制的中药饮片连同内票一同包好。当所有药味都配制完成后，统一用大包装纸包成汤药包。

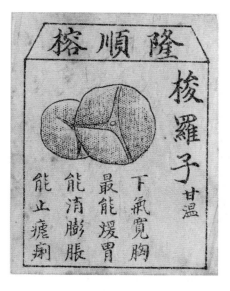

图232　隆顺榕中药内票娑罗子

图 233 为隆顺榕参茸药材庄的包装纸。说是参茸药材庄，其实也经营大路货的饮片，其他参茸庄也大体如此，图上印有"修合无人见，存心有天知"的传统中药业名训。

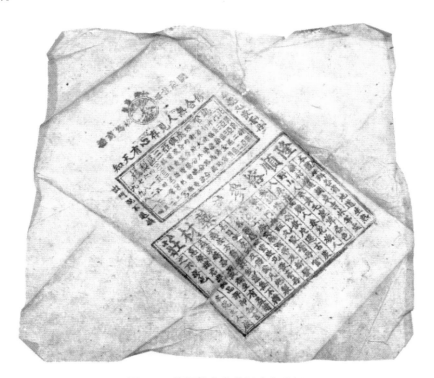

图 233　隆顺榕参茸药材庄包装纸

图 234 为近代北方的药包，长 10 厘米左右，形似手折。

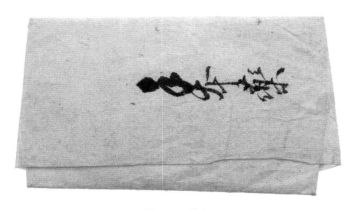

图 234　药包

打开药包，里面有分别单独包装的小药包，看方药组成，大体是经方逍遥散的组成，见图 235。

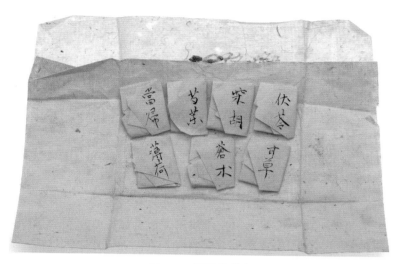

图 235　逍遥散药包

目前，很多中药打包都开始用塑料袋，这样更加方便快捷，可以提高效率，也省去了单包的程序，并且配制一般是所有药味混合打包。但是，过去传统配制的严谨作风，依然值得我们学习和敬畏。

第八节　戥秤欣赏

本书精选近代、现代的戥秤予以详解，以戥秤证实不同时期度量衡的变化。

戥秤也称戥子，药铺使用时，也称药戳子。戥秤在过去也是称量贵重物品如金银、玉石、珠宝等的器物，由戥杆、戥砣（因为戥砣多为金属制作，所以也常写作戥铊）、戥纽（亦可称为戥毫）、戥盘等部件组成。

戥杆接近戥盘方向，用于提起戥秤的线绳称为戥纽或戥毫。使用者右手提起戥纽时，戥砣在使用者的左侧，戥盘在使用者的右侧。此时戥杆上使用者左边的戥纽被称为"里纽"（也称前毫），用以称量较轻的药物；右面的叫"外纽"（也称后毫），用以称量较重的药物；中间的自然就称为"中纽"（中毫）。戥杆上每一排星与纽有对应关系，前纽对应的定盘星，有时候距离里纽较近，有时候距离里纽较远。

1. 骨杆三纽长方柱体铜权戥

图 236 的戥秤，戥杆为骨质，三排星，三纽。杆长 422 毫米，戥星方向的一端粗 5.9 毫米，另一端粗 6.5 毫米，戥杆最粗处为 10 毫米。

戥盘为铜质，直径 73 毫米。

戥砣为铜质，高 28 毫米，宽 20 毫米，所带铜销长 43.6 毫米。

戥秤实测一钱为 3.57 克，是晚清的形制与衡制。

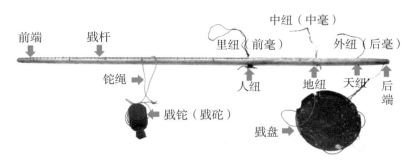

图 236　骨杆三纽长方柱体铜权戥

戥杆可以用木、骨、牙、玉石、金属、高分子材料等制成。杆上表面和内侧面用铜或铝嵌成二排或三排"戥星"以指示重量，以金属、骨等材质做的戥杆，上面钻小圆点表示戥星。戥砣、戥盘多由金属制成，戥砣亦可用玉石、陶、瓷或其他材质制作；戥盘多为圆形。

戥杆上有一排星的，有一个戥纽；有两排星的，则有两个戥纽；也有三排戥星的，对应有三个戥纽。一般以钱为基本单位，第一排星称量起步为钱（钱作为重量单位起源于唐代），第二排星的起点为 10 钱。如果该戥杆有三排星，起点可以为 10 两或其他数值。还有厘戥，起步就是分或厘，称量范围更小，称量更精细，可以精确到克以下。

2. 骨杆二纽超小分厘戥

图 237 为清代骨杆二纽超小分厘戥，长度 70.6 毫米（比平时的一支烟还要短），最粗处 3.7 毫米，是目前收集到的最小戥秤。其秤砣遗失，以古钱币代替，可精确至 0.1 克。

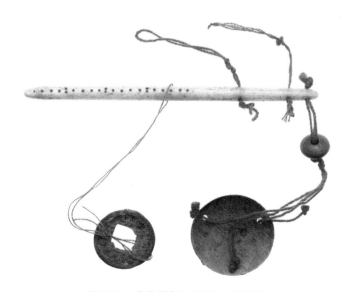

图 237　清代骨杆二纽超小分厘戥

3. 晚清二纽但永发铜权戥

图 238 为晚清二纽但永发铜权戥，骨质戥杆，长 328 毫米，最粗直径为 6.5 毫米，二纽，后纽线绳已断失。

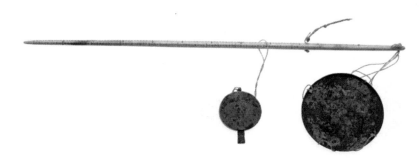

图 238　晚清二纽但永发铜权戥

图 239 为晚清二纽但永发铜权戥的铜权，直径 35 毫米，厚 6.3 毫米，一面錾刻日照山涧图，另一侧錾刻"癸卯春月但永发造"。经实测，里纽每移动一个星，重量为 1.5625 克，两个星为 3.125 克，按 10 钱为 1 两，16 两为 1 斤来计算，1 斤正好等于 500 克。

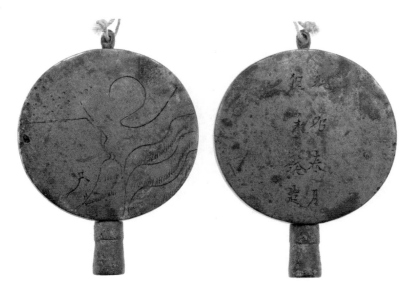

图 239　铜权

根据戥秤形制推测，晚清二纽但永发铜权戥为 1903 年或更早的戥秤，说明晚清就有了与国际接轨的度量衡，只是官方尚未官宣与国际接轨，但是中国当时也有与外国做生意的，自然会有用国际度量衡的情况。

4. 壬午年骨杆三纽山水权戥

图 240 为清代壬午年骨杆三纽山水权戥，戥杆骨质，三排星，三纽。杆长 381

毫米，戥星方向一端錾刻有卍字符，粗 6 毫米，另一端粗 6.5 毫米，戥杆最粗处为 9.2 毫米。戥盘铜质，直径 85 毫米。木质戥盒内书墨字"壬午，朱昭"，另有"宗某"字样。

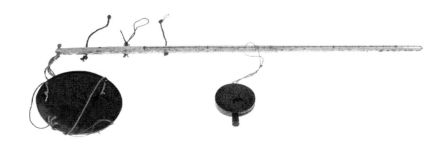

图 240　壬午年骨杆三纽山水权戥

图 241 为清代壬午年骨杆三纽山水权戥的戥砣，铜质，圆形，直径 40 毫米，所带铜销长 58 毫米。戥砣一面錾刻山水楼台亭阁，另一面錾刻文字"古柏千年翠，流泉日夜忙。壬午春月，王永升造"。戥秤实测 1 钱为 3.57 克，属清代的衡制范围。民国 1942 年属于壬午年，但是当时民国的度量衡已经改为 1 钱等于 3.125 克。故本处壬午年当为 1882 年或其之前的壬午年。

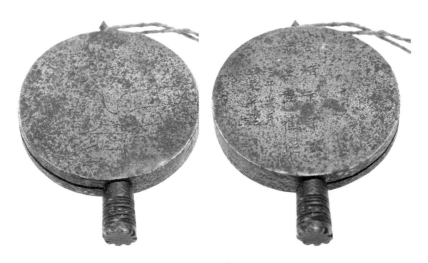

图 241　戥砣

5. 三纽骨杆铜活指针戥

图 242 为三纽骨杆铜活指针戥，戥杆骨质，三排星，三纽。杆长 356 毫米，戥星方向的一端粗 6.6 毫米，另一端包铜，粗 10 毫米，戥杆最粗处为 11 毫米。

戥杆的后端，有铜活指针，下附一铜钩用于钩量物体。

戥盘圆形，铜质，直径 150 毫米，内面錾刻双旗图形，上有"林广泰造"字样。

戥砣铜质，似方柱体，侧面略呈梯形。高 32 毫米，顶部宽 19.3 毫米，底部宽 21.2 毫米。砣体有一面带有錾刻的戳记，字迹已模糊不清，依稀有"泰造"字样。

戥秤实测 1 钱为 3.57 克，戥盘内面錾刻交叉的双旗，左侧旗中有太极图形，右侧旗为条形旗。戥杆的尾端有铜活指针，此形制民国时期常见。

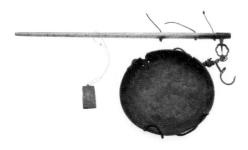

图 242　三纽骨杆铜活指针戥

6. 骨杆双纽菊花权梅花盘戥

图 243 为骨杆双纽菊花权梅花盘戥，戥杆骨质，二排星，二纽（有一纽绳已断）。杆长 276 毫米，戥星方向的一端粗 2.6 毫米，另一端粗 3.6 毫米，戥杆最粗处为 4.6 毫米。

戥盘圆形，铜质，表面镀铬或镀锌，直径 67 毫米，内面去除部分所镀金属后，有梅花图案。錾刻有数字"44"与"同"字。1929 年出台的度量衡法案中规定，秤经过检定后錾刻"同"字，表示经政府检定合格。官检錾刻"同"字，可能是取"天下大同"之意。

戥砣铜质，长 35 毫米，宽 18 毫米，厚 6 毫米，表面镀铬或镀锌。一面錾刻有菊花图案及"同"字。另一面錾刻有菊花图案，同时錾刻官检印记及数字"44"，表示秤砣与秤盘为原装完整一套。

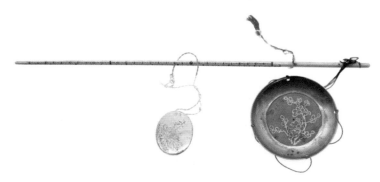

图 243　骨杆双纽菊花权梅花盘戥

戥盒木质，棒槌形，戥盒内贴有纸张，标注度量衡换算及本戥秤的量值，见表 6。实测 1 钱约为 3.2 克，属典型的民国衡制。

表 6　度量衡换算及本戥秤的量值

1 克 = 3.2 分	1000 克 = 32 量
10 克 = 3 钱 2 分	侧面 = 5 两
100 克 = 3 两 2 钱	上面 = 20 两

不同时期，甚至同一时期的不同戥秤的度量衡标准值可能会有较大的不同。拿到戥秤时，还需要进行细心校验，确保称量准确。老戥秤经常有称量不准确的时候，有时偏差还很大，造成数值偏差的原因主要是戥秤在使用过程中的磨损，以及有些老物件本身不是完整原套导致的，同时，即便是定盘星准的时候，称量的数值也不一定准，这一点需要非常谨慎留意。

近年来，中医药文化盛行，导致相关器物价格一路上涨，出现了大量的现代仿制品。其中，戥秤就是非常常见的一种被仿制的器物。目前市面上看到的戥秤，至少一半是新仿制的，其余的老戥秤，也存在缺件或后配的情况，真正完美的戥秤并不多见。

仿制品的戥秤，称量多不准确，戥杆一般为塑料或高分子树脂制成，很多戥星制作的不规范，有时戥星不在一条直线上，歪歪扭扭的。以前的骨质戥杆，戥星从头到尾基本在一条直线上，并且时常能看到一条直线贯穿戥星。仿制品的戥盒多为木质，并经人为做旧，已经基本达到以假乱真的程度。因此，器物上手需要细心验看，如图 244，为现代仿制品。

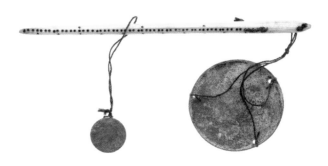

图 244　仿制品戥秤

第九节　刍议戥杆齐眉的读取操作

使用戥秤前，一定要先熟悉戥星，看一下戥杆上有几排戥星，每个戥纽对应的是哪一排戥星，起始值是多少，每移动一颗戥星时，所称量的重量是多少。熟悉戥杆上指示重量的戥星，然后核验定盘星，当戥砣线移至定盘星（里纽对应的起始位置的戥星）位置时，提起里纽，确定戥杆平衡无误后，才能使用。

　　有时候，戥砣与戥盘上有相同的数字，熟悉上述操作后，再调剂时，应先检验秤砣与秤盘上的数字是否一致。

　　称药时，看准要称取的重量，左手持戥秤，右手执戥盘铲取适量药物，或戥盘靠近药斗上端，右手在药斗内掌心向下取药，然后掌心向上取出，再翻掌，将抓取的药放入戥盘内，这样做可以避免抓药时饮片散落造成的损耗和污染，如图245。

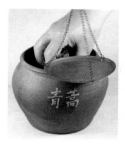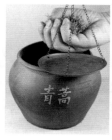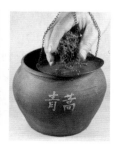

图 245　称药

　　看重量数值时，提起戥纽，举至戥杆与眉平齐，左手将拴戥砣的线，在戥杆上移动至要称量重量对应的戥星上，随即松开手，检视戥杆是否平衡，通过增加或减少戥盘内的饮片，使戥杆平衡，平衡后取出饮片进行调剂。

　　相信上文中的操作内容，很多药业同行都了解过，其中特别强调了左右手的配合问题，大体就是右手提纽，左手移砣。其实，偶尔也有用左手提戥纽的，这种左手戥并不多见。

　　刚才说的都是使用前纽（前毫，里纽）的情况，当称量较重物体时，得使用后纽，这时候戥秤杆上的星是在另一侧的，需要使用左手提纽，否则会看不到对面的重量标识，三排星（一般对应有三个纽）的戥秤都存在这个情况。

　　另外，看戥星时，为什么要齐眉平视读数？有没有什么传统记载或实际操作的案例依据呢？

　　我们看图246中的戥秤，戥星在戥杆的顶端，与戥纽在一个平面上。换句话说，这个戥秤称量物体时，如果提起纽至戥杆，齐眉平视，此时是无法读取戥星数值的。

　　图246为中华人民共和国成立后生产的具有二纽的戥秤，可以看到戥星在戥杆的顶部，当提起戥纽时戥杆与戥星在同一平面上，呈90度。

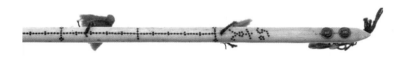

图 246　戥秤

　　当需要使用顶部戥星的时候，戥纽与眉平齐时是看不到顶部戥星的，见图247。

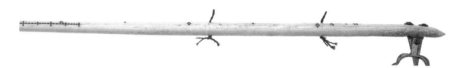

图 247　顶部戥星

过去的戥秤，戥星的錾刻有时与提纽孔在一个平面上，齐眉平视的操作很难实现。虽然古代文献偶有提戥齐眉的记载，但即便是现在，除比赛要求外，现实当中也没有真这么操作的。

因此，齐眉平视戥杆的说法应该是中华人民共和国成立后，人们从看量筒、量杯的要求嫁接过来的，并不是过去的传统要求。

第十节　老秤一斤为十六两的奥义

老秤为什么定一斤为十六两，具体来历众说纷纭，现在选择主流的说法结合文献考证，与大家交流分享。

称与秤，这两个字古代有时通用。与秤类似的还有戥，习称戥秤，也称戥子。其实，戥秤与秤还是有区别的。

戥秤与秤的区别，一般可以理解为形体较小，称量范围较小的是戥秤，大一些的就称为秤。因为戥秤所称重量是以分、钱起步的，所以戥杆上的星为十进制，而秤所称重量是以两起步的，十六两就是一斤了，所以秤是十六进制。

至于称量范围和起步的量值，过去没有一个十分固定的规定。过去戥秤是手工制作的，不同的戥秤之间有偏差，很不统一，每个戥称的秤砣、秤杆、秤盘都是固定配套使用的，抓药时如果秤砣弄混了，很容易导致称量错误。

秤的第一排星起步就是两，第二排星起步为十两，第三排起步为数十两不定。

因为过去老秤一斤为十六两，半斤就是八两，所以俗语里的"半斤八两"，是差不多，都一样的意思。

关于老秤一斤为十六两的来历，通过各种资料的整理总结，认为主要有以下四种说法。

1. 星宿说

星宿说是目前最流行的说法，也是影视剧常见的经典桥段，认为古人将一斤定为十六两的原因与天上的星宿有关，即北斗七星（贪狼、巨门、禄存、文曲、武曲、廉贞、破军）加南斗六星（殉星、妖星、义星、仁星、将星、魔星），再加上福禄寿三星，一共是十六星。过去用的是杆秤，秤上按距离錾刻出星点，或镶嵌金属如星状，以此"星"作为重量的标识，从右向左，第一颗星为定盘星。正常情况下，提起秤纽，将系秤砣的线绳移动到定盘星的时候，秤杆是平衡的，校验无误的秤才能使用。古人认为，称量时，如果给不足秤（如少给别人一两），就会折损自己的福分，也就是说，本来应该称量一斤，结果只给人家称量十五两，就会折损自身命运里的"福"，如果少给别人二两，就会折损自身命运里的"俸禄"，少三两就会折损自身的阳寿。过去，秤砣上也常铸有"公平"或"出入公平"的字样，都是在告诫人们做事要讲诚信，不能缺斤少两。

秤星具体表示斤两重量的时候，有时不是一个星，而是一组，见图248。

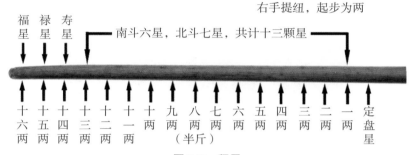

图 248　秤星

2. 天下公平说

关于老秤一斤为十六两的来历，还有一种比较流行的说法是"天下公平"说。据说，秦始皇统一六国后，在统一度量衡的时，大臣问他斤两如何制定？秦始皇说了一句"天下公平"，于是大臣根据"天下公平"这四个字的笔画（十六画），制定出了以十六两为一斤的秤。

然而，秦朝时期的官方文字为篆字，天下公平这几个字如果以篆字书写的话，并不等于十六画，所以，此说应该是后人杜撰的。

图 249 为清代红木杆老秤，秤砣（权）有阳文"公平"字样。

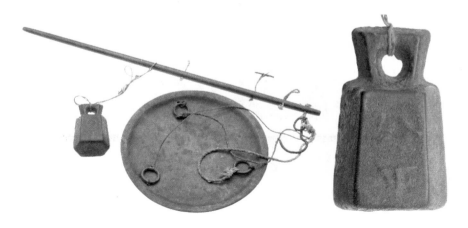

图 249　清代红木杆老秤

3. 天下太平说

天下太平说是很少有人提及的说法，与"天下公平"如出一辙，但是"天下太平"是有文字记载的。

笔者搜集了数本清代与民国时期的算盘教学书籍，其中的《指明算法》，是清代非常流行的一部著作，一直到民国时期，经过多次雕版，形成多个版本，流传甚广。

图 250 为清代光绪十六年（1890 年），京都聚宝堂发兑的《增补算法九九全编》，书中记载了过去斤两的来历。书云："斤两原由，凡学斤两算法，须明归除之理，斤两之来，后由归除所立也，古人立斤两一法，大有取义，以一十六两为一斤，所取义在'天下太平'四字，故曰秤名'天平'，以传后世，勿使人心不一，故制戥秤。"

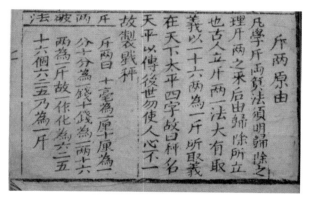

图 250　《增补算法九九全编》

书中明确指出古人设立斤两的时候，以十六两为一斤，取义"天下太平"四字。

图 251 为清代杆秤，长 125 厘米，最粗处 3.5 厘米。铜星镶嵌"天下""太平"字样。

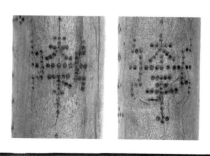

图 251　清代杆秤

"天下太平"一词确实出现较早，首载于古代的《吕氏春秋》。但是按当时的文字笔画来看，也不是十六笔，所以，"天下太平"这个说法应该是后人赋予的文化含义。但无论怎样，总算有了确切的文字记载。同时，《增补算法九九全编》一书指出秤又被称为"天平"的原因，与"天下太平"有关，体现了人们期望安定、稳定的美好愿望。

图252为铁秤砣，一面阳文"天下太平"，另一面阳文"公平交易"。

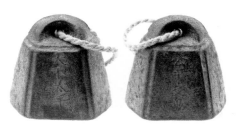

图 252　铁秤砣

无论是戥秤还是秤，都属于天平的一种，按现在的学术概念，属于"不等臂天平"。

4. 时空说

我们先了解一下斤两的定制。比如，先有斤还是先有两（类似先有鸡还是先有蛋的问题），斤两的来历是什么？

说到度量衡，最绕不开的就是古代的黄钟律了。

据中国最古老的度量衡专著《汉书·律历志》记载，度量衡起源于能吹奏出黄钟乐音的律管，命名为"黄钟"的律管长度，就是度制的起源，"黄钟"律管的容积，就是量制的起源，"黄钟"律管所容谷物的重量，就是衡制的起源。

图253为模拟黄钟律管，文字按四库全书顺序排列，即十二个制定音乐标准的哨子，选择其中一个最长的哨子（也有人形容为笛子）命名为"黄钟"，以"黄钟"这个哨子的长度定位长度单位，将"黄钟"哨子所能容纳黍米（大黄米）的体积定为容量单位，将"黄钟"这个哨子所容纳黍米（一千二百粒）的重量规定为十二铢，两个黄钟哨子所盛装的黍米为两千四百粒，规定其重量为一两。

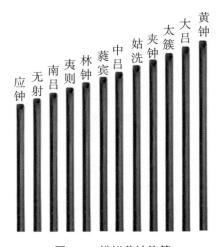

图 253　模拟黄钟律管

我们会发现，一两，其实就是一对黄钟律管所盛装黍米的重量，可以理解为一两就是一对，二两就是二对，三两就是三对……古时候的两，也有二、对的意思。所以，当时规定为一两，与数字还是有关系的，本意就是两个黄钟律管所盛装黍米的重量。

随着量的加大，上面还有一个单位，斤。那么到底多少两为一斤合适，怎么制定这个规律呢？

《汉书·律历志》记载："铢者，物繇（由）忽微始，至于成著，可殊异也。两者，两黄钟律之重也。二十四铢而成两者，二十四气之象也。斤者，明也，三百八十四铢，《易》二篇之爻，阴阳变动之象也。十六两成斤者，四时乘四方之象也。钧者，均也，阳施其气，阴化其物，皆得其成就平均也。"

历法有二十四节气，二十四节气与人们的劳作息息相关，所以古人把一两定为二十四铢。

四时（春夏秋冬）乘四方（东西南北）等于十六，所以定十六两为一斤。同时，斤再向上的重量单位为钧。

归纳一下上文：先定黄钟律（定法有地气升腾说和凤鸣说），黄钟律管所盛装的一千二百粒带壳的黍米重量为十二铢，两个黄钟律管重二十四铢，二十四铢为一两，应二十四节气。四时乘四方为十六，所以定十六两为一斤。同时，十六两乘二十四铢为三百八十四铢，以应卦象（八卦演绎为八八六十四卦，每卦有六爻，六十四乘六为三百八十四爻），我们会发现，古人的很多数字，是与人对自然的认知相关的，貌似巧合却又绝非巧合。

第十一节　开元通宝一钱始

中国古代钱币早期多以重量命名，如秦半两，汉五铢等，隋朝灭亡后，钱币不再以重量命名。

唐代开铸"开元通宝"钱币，将"钱"作为重量单位，起始于唐代。

《旧唐书·志第二十八》云："凡权衡度量之制……权衡，以秬黍中者百黍之重为铢，二十四铢为两，三两为大两，十六两为斤。"书中没有"钱"的单位记载，因此也有人认为"钱"作为衡制单位是从宋代开始的，其实，唐代就已经开始了，如唐代的中医著作《仙授理伤续断秘方》中胶艾汤的记载："胶艾汤，专治妇人寻常经脉不通，宜先服此，后服鳖甲散。干地黄三钱，阿胶一钱，川芎、艾叶各一钱。右㕮咀，每服二钱，水一大盏，酒半盏，煎至八分，不拘时温服。"

《仙授理伤续断秘方》目前存世的最早版本为明代洪武刻本，胶艾汤原文见图254。

　　该书多次提及计量单位"钱"，特别是"胶艾汤"处方中的"干地黄3钱，阿胶1钱，川芎、艾叶各1钱"，这里的"钱"，显然是重量单位而不是"钱匕"，因为这几味药物按常理都无法用"钱匕"来量取。

　　书中特别提到了使用方法，将方中的各味药物"㕮咀"，南朝时期的陶弘景在《本草经集注·序录》中提道："凡汤酒膏药，旧方皆云㕮咀者，谓秤皆捣之如大豆，又使吹去细末，此于事殊不允当；药有易碎、难碎，多末、少末，秤两则不复均平，今皆细切之，较略令如㕮咀者，乃得无末而又片粒调和。"

　　也就是说，胶艾汤方药调剂好后，需要粉碎至一定的粒度，一般为黄豆粒大小，每次服用"二钱"。据此，证明此处的"钱"为重量单位而不是"钱匕"。钱匕是量取粉类药物时使用的，豆粒大小的颗粒状药物是无法用钱匕量取的。

　　不同时期的开元通宝，大小重量有一定差异。我们今天以唐代初期的开元通宝为例，《旧唐书·志第二十八》记载："高祖即位，仍用隋之五铢钱。武德四年七月，废五铢钱，行开元通宝钱，径八分，重二铢四絫（累），积十文重一两。一千文重六斤四两。"又云："初，开元钱之文，给事中欧阳询制词及书，时称其工。"

　　也就是说，考察钱的初始重量所用之开元钱，应该以唐代初期的开元通宝为准，后面盛唐时期的开元通宝有增大增厚的趋势，而到了晚唐时期的开元通宝，变得小而薄了。不同时期的开元通宝品质差异，体现了唐代不同时期的经济实力。

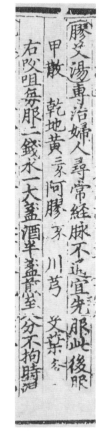

图254　胶艾汤

　　唐代初期开元通宝的特点：按照唐代衡制来计算，当时唐代的一斤，目前有文献考证为660～667克。当时标准的一枚开元通宝重量为4.1～4.2克。

　　唐代初期开元通宝的材质主要为青铜和白铜，我们随机抽取30枚唐代初期铸造的开元通宝，直径为24～25毫米，平均直径为24.7毫米。由于铸造精度等原因，导致钱币重量有一定的偏差，重量为3.4～4.5克，实际上还有更轻或更重一些的，本次取样的开元通宝，一枚平均重量为4.2克（图255）。

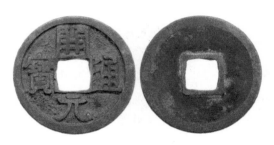

图255　开元通宝

钱币文字特点：开元通宝这四个字由唐代初期著名书法家欧阳询题写，铜板文字特点：①"開"字里的"井"不与"門"两边笔画相接，也不与下方钱币的内廓相连。②"元"字的第1笔为短横，第2笔左挑。③"通"字的走之旁笔画不相连，呈现3个拐角形，其中"甬"的上笔开口较大。④"寶"字里"貝"内的两横较短，不与"貝"左右两竖相连。⑤开元通宝钱币背面为光背，无文字及各种星、月图案。基本上唐代初期的开元通宝都具备这样的特征。

因为唐代初期的开元通宝法定为"重二铢四絫（累）"，交易的时候说"重二铢四絫（累）"比较麻烦，所以干脆就称为"一钱"，这样方便省事。我们看到前面提到的茵陈一钱，其实就是一个开元通宝的重量，按现在考证，唐代的一钱，为4.1～4.2克。而唐代初期铸造的开元通宝实际测量重量，很少有标准4.1克的时候，因为开元通宝来自不同的铸造局，加上当时的技术限制，无法使钱币重量都十分精确，另外，当时流通过程中的磨损，或者地下千百年的生锈增重，都导致留存至今的钱币重量不一，目前看到的开元通宝，有不足4克的，也有超过4克的。

综上所述，以"钱"为重量单位起于唐代，当时的一钱相当于今天的4克多一些，并且开元通宝开创了10钱为1两的十进制的衡制，这是一个伟大的进步。

【参考文献】

［1］蔺道人.仙授理伤续断秘方［M］.北京：人民卫生出版社，1957.

［2］尚志钧，尚元腾.本草经集注（辑校本）［M］.北京：人民卫生出版社，1994.

［3］韦以宗.理伤续断方点校［M］.2版.南宁：广西民族出版社，1999.

第十二节　历代"一钱"重几克

经常有人问我，汉代的一钱等于今天的多少克？我说，这个问题，就像问汉代的高铁时速是多少一样，很难回答。因为汉代是以铢为单位的，连钱币都叫五铢钱，即当时一枚钱币的重量为五铢。当然，实际的钱币重量会有一定的差异。

五铢钱：东汉灵帝中平三年（186年），铸"五铢"钱，背四出纹，世称"四出五铢"，直径26.6毫米，重量3.22克，见图256。张仲景，150～154年—215～219年，也就是说，张仲景从儿童开始，到40岁以前用的就是这种五铢钱。

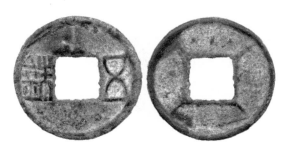

图 256　五铢钱

图 257 是民国时期的"袁世凯像背嘉禾银币"，即习称的"袁大头"。按当时的《国币条例》（1914 年发布）规定："一圆银币，总重七钱二分。"经电子天平实测，1 枚袁大头重 26.8 克，故民国早期 1 钱重量为：26.8 ÷ 7.2 ≈ 3.722 克，而不是 3.125 克。

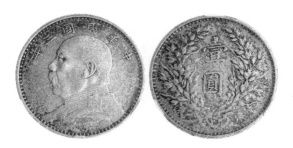

图 257　袁世凯像背嘉禾银币

图 258 为民国早期的戥秤，戥盘内錾刻有民国开国双旗纪念的图案，实测 100 克砝码重量为 27 钱，1 钱约为 3.7 克。

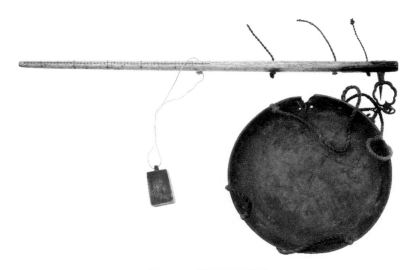

图 258　民国早期戥秤

1929 年民国颁布度量衡法，采用万国公制，也就是今天的国际统一的度量衡标准，明确衡制的市两为市斤的 1/16，即 16 两为 1 斤。

这里特别要注意一个问题，民国初期，1 斤等于 16 两，约 600 克，1929 年颁布法律，民国时期的 1 斤由原来的约 600 克变成了 500 克（市斤），1 斤依然是 16 两，因为斤的重量变小了，所以两、钱的重量都相应变小了。

1959 年，我国度量衡改革，当时题为"为什么中医处方不改用十两一斤的市制"的文章这样写道：市制改为十两一斤后，由于斤不变，而斤以下的量、钱、分等单位都变大了。改制后的一两，等于原来的一两六钱，中医处方所应用的单位，正是这些单位，新旧两种单位相差很多，稍有疏忽，关系人民健康，如果是剧毒性药物，分量多了，很可能引起严重后果。为了避免发生差错，所以中医处方用药，可以不改。至于原来使用其他旧制的地区，根据同一理由，也可同样沿用旧制。

上段文字明确说明了中华人民共和国成立初期中医药行业的衡制状态。

1979 年，国家标准计量局、卫生部、商业部、总后勤部《关于改革中医处方用药计量单位的请示报告》明确指出："中药计量单位的换算、按十两为一斤的市制的'一钱'等于'5 克'；十六两为一斤的旧制的'一钱'等于'3 克'，尾数不计。"

下面是目前很多中医药教材的说法。

根据国务院的指示，从 1979 年 1 月 1 日起，全国中医处方用药计量单位一律采用以"克"为单位的公制。

十六进制与公制计量单位换算率如下：

$$1 斤（16 两）= 0.5 公斤 = 500 克$$
$$1 市两 = 31.25 克$$
$$1 市钱 = 3.125 克$$
$$1 市分 = 0.3125 克$$
$$1 市厘 = 0.03125 克$$

大家注意，上文说的"十六进制与公制计量单位换算率"是 1979 年以前的，但是 1979 年以后的情况并没有明说。

1979 年以后，虽然中医药度量衡改革取得了全国的大统一，也明确提到了本次改革后的 1 钱重量为 5 克，但是，从 1979 年开始，医疗机构的中医处方一般使用"克"为基本单位，基本不存在"钱"这个衡制单位了，基层的老中医有的还在延续传统的书写方式，这类处方目前也越来越少见了。

近年来，国家在研究经典名方，其中相关处方的计量问题得到了相应的重视。

有一次，一位同行电话问我："于老师，现在的 1 钱等于几克？"我说："5 克。"他说："刚刚问过一位某医药相关的专家，答复是现在的 1 钱等于 3 克。"

如果不明晰"旧市制"的时间范围，随便拿出一个朝代的处方，按照教材中"旧市制1斤＝16两，1钱＝3克"的方法去折算处方计量，则必错无疑。而有的老师则说："处方比例最关键，重量不重要。"其实，这话说得也对，但是非常不接地气。作为实际工作人员，假如来了一个六味地黄汤的方子，都知道"地八山山四，苓泽丹皮三"，问题是具体怎么调剂呢？熟地黄调剂八份，八份是多少克？8克，80克，还是800克？光有比例，没有具体数值，这活儿怎么干？所以说，接地气很重要。

表7对比了度量衡旧制与新制的不同。如果按照老秤1钱等于3克计算，处方中的熟地黄需要调剂24克，而按照1977年开始的度量衡改革计算，熟地黄8钱，应该调剂40克。

表7　旧制与新制鉴别表

六味地黄汤	旧市制计量	公制
熟地黄 8 钱	24 克	40 克
山药 4 钱	12 克	20 克
酒萸肉 4 钱	12 克	20 克
茯苓 3 钱	9 克	15 克
泽泻 3 钱	9 克	15 克
牡丹皮 3 钱	9 克	15 克

中国度量衡，在历史发展过程中，除个别朝代的局部地区有所不同外，从古代一直到1977年，都是1斤等于16两。

目前，一些教材及相关中医药文献所说的"旧市制"，1钱折算为公制3克，其实，也仅仅限于1929—1978年，这49年时间里，按规定最晚不能超过1978年。

历代度量衡差异较大，清代与民国就有较大差异。中华文明历史上不同时期的差异有时更大。所以，单纯按一些教材说的"旧市制1斤等于16两，1钱等于3克"是不完善的，需要引起行业人员的注意。

中医药里1钱计量为3克，始于1929年，按中国史划分，1840—1949年为近代，按世界史划分，1917年之后为现代，怎么也无法算到古代去。所以说，古代1钱从来就不等于3克。

目前，全国都在研究经典名方，其中，很多处方药味的实际使用计量是需要严谨考证的。

那么宋、元、明、清、民国到现代的1钱，分别是多少克呢？

历代斤的重量折算成现代的克，并没有绝对准确的统一值，根据现代研究，综合整理成表8。表8仅作参考，具体请查阅相关度量衡专著。

表 8　各个时期斤的重量折算成现代的克

时期	1 斤重量	斤两换算	1 两重量	1 钱重量
唐代	661 克	1 斤 = 16 两	1 两 ≈ 41.3 克	1 钱 = 4.13 ≈ 4.1 克
宋代	633 克	1 斤 = 16 两	1 两 ≈ 39.6 克	1 钱 = 3.96 ≈ 4.0 克
元代	633 克	1 斤 = 16 两	1 两 ≈ 39.6 克	1 钱 = 3.96 ≈ 4.0 克
明代	590 克	1 斤 = 16 两	1 两 ≈ 36.9 克	1 钱 = 3.69 ≈ 3.7 克
清代	590 克	1 斤 = 16 两	1 两 ≈ 36.9 克	1 钱 = 3.69 ≈ 3.7 克
民国（1911—1929 年）	595 克	1 斤 = 16 两	1 两 ≈ 37.2 克	1 钱 = 3.72 ≈ 3.7 克
民国（1929 年）至中华人民共和国成立后（1978 年）	500 克	1 斤 = 16 两	1 两 ≈ 31.3 克	1 钱 = 3.13 ≈ 3 克
1979 年至今	500 克	1 斤 = 10 两	1 两 = 50 克	1 钱 = 5 克

注意，1979 年以后 1 斤 = 10 两，此时已经与国际接轨，1 钱应该是 5 克，但是，其后的一段时间，甚至如今，很多人依然习惯认为 1 钱 = 3 克。所以，1979 年前后的文献，如果出现以“钱”为单位时，需要看前言或凡例等内容是否有明确的度量衡标准提示。

图 259 节选自武汉市标准计量管理处 1977 年发布的《中医处方用药计量单位改革宣传提纲》。

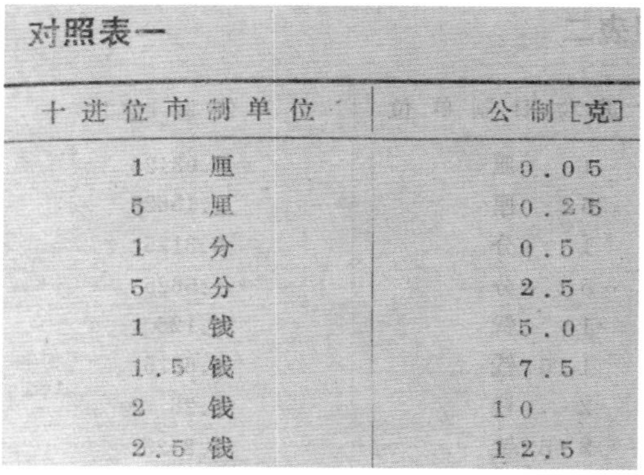

对照表一

十进位市制单位	公制[克]
1 厘	0.05
5 厘	0.25
1 分	0.5
5 分	2.5
1 钱	5.0
1.5 钱	7.5
2 钱	10
2.5 钱	12.5

图 259《中医处方用药计量单位改革宣传提纲》

第十三节　秤纽设天地人

前文介绍了斤两的来历，秤星的设置，现在谈谈秤纽（秤提）。

一般来说，平时使用戥秤称量的时候都是右手提纽，左手移动秤砣至相应位置，并且戥秤在制定过程中，一般也是右手提纽，镶嵌秤星时以秤杆面向使用者一端为主。但是，有时候在古代的画中能看到左手提纽右手移动秤砣的画面。这种左手使用的戥秤，近代也有制作。有时称量较重物体时，秤星在秤杆的对侧，此时需要用左手提起秤纽来称量。

图 260 为民国时期云南地区的戥秤，秤砣阳文为"民国廿 5 年，康寿"。左手提秤纽便于使用者看到秤星。

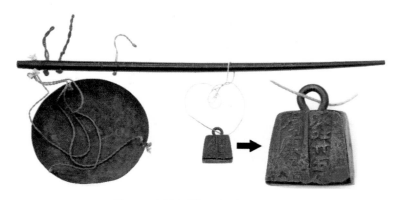

图 260　民国时期云南地区的戥秤

图 261 为清代光绪十六年京都聚宝堂发兑的《增补算法九九全编》的书中扉页，书中的棣首，史料记载为黄帝时期的一位大臣，是他创立的算筹，演变成了今天的算盘。图中对棣首赞曰："混沌初开人烟稀，各制一业定华衣。先生心苦造算数，后人治国把家齐。"棣首，也有人称其隶首。

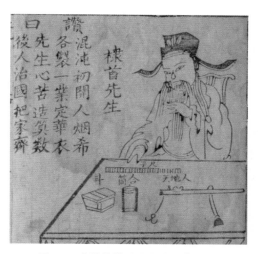

图 261　《增补算法九九全编》扉页

图 261 中，桌面上放着度量衡，有钩秤，合（gě）筒，斗，尺子。戥秤上有三个秤纽，从秤钩向秤砣方向分别标注"天""地""人"，根据杠杆原理，较轻的物

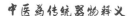

体，用标注为"人"位置的秤纽，用这个秤纽称量物体时，量值较小，较重物体则用"地""天"位置的秤纽称量。称量数值的大小顺序为：人＜地＜天。古人这样设计戥秤的纽是非常有深意的。

清代铜钩红木杆三纽老秤欣赏，秤纽从钩端向秤砣端定位为"天""地""人"，见图262。

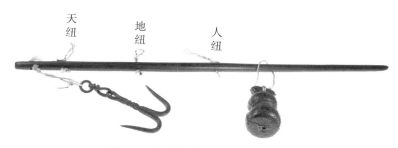

图 262 清代铜钩红木杆三纽老秤

古人认为，如果用"人"位置的秤纽称量缺斤少两，就是在欺人；如果用"地"甚至"天"秤纽称量缺斤少两，就是在"欺天罔地"。古人认为欺骗天地神明，后果会不堪设想。

古代还有四排星四个提纽的戥秤，而民国以至于中华人民共和国成立后的戥秤，大多为两排星二个提纽。

秤与称过去相通，秤杆称为"衡"，秤砣称为"权"，所以才有了"权衡利弊"这个成语。同时，秤也被人们列为吉祥器物之一。有"称心如意""手握实权""大权在握""权倾天下"等吉语。

戥秤的设置，处处闪烁着古人的智慧，体现了古人"敬畏自然、天人相应、以德为本"的理念，这些理念，无论是过去、现在，还是将来，都有积极的社会意义，能够让人在使用该器物的时候，知道自己在做什么，该怎么做。

第十四节　康熙十八年砝码分测误差

笔者多年收藏度量衡器物，偶得一盒康熙十八年（1679 年）在江苏省苏州府枫镇颁行的官制标准砝码，存世稀少，该砝码对于考证中医药的清代衡制，具有极大的参考意义，今详细列析，供大家参考。

图263 为完整的砝码盒，内装一两、二两、三两共计 3 枚砝码，（三两砝码也是一个小盒，内装分、钱等砝码，总重为 3 两），外盒（含盖，盖重 5 钱）既为容器，本身又是砝码，重 4 两，所有砝码按盒体錾刻的文字"遵行拾两"，总计为当时的10 两。实测总重量（少一个一分砝码）为 364.13 克。

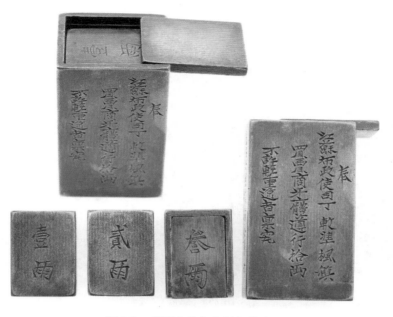

图 263　康熙十八年官制标准砝码

图 264 中，三两砝码的空盒（含盖）重 54.74 克，鏊刻"三两"的盒盖实测为 11.11 克，该盒内装二分至九分砝码各一枚（一分砝码惜缺），一钱至四钱砝码各一枚。内部的全部砝码连同外盒共计为 3 两，今称其重为 106.32 克。

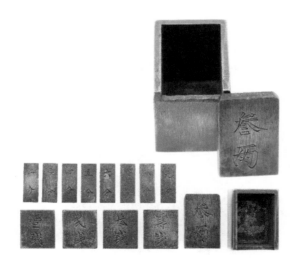

图 264　三两砝码

该盒砝码，原装共计 19 件，目前存世为 18 件，现已极为难得。砝码盒其中一面鏊刻"奉江苏布政使司丁较准，枫镇买卖商牙一体遵行拾两，不许轻重，违者禀究"。

砝码盒其他表面则錾刻有"奉宪颁行""江南苏州府正堂曹（底部押款）""康熙拾捌年参月拾玖日给""陈瑞生造"，见图265。

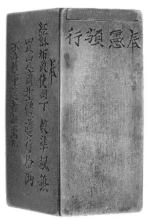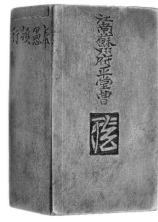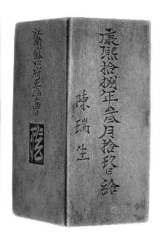

图265　砝码盒

砝码盒体錾刻的文字内涵非常丰富，大意是：康熙十八年，苏州府曹正堂（相当于知府，该地区的最高行政长官）遵照江苏布政使（一位姓丁的省级行政长官）颁发的衡重标准，由陈瑞生制造这套砝码（也可能是请陈瑞生錾刻的字），在枫桥镇颁行。市上的商人和牙人必须按此重量进行交易，违者将依法追究责任。这里的"商"指做买卖的商人，"牙"即牙人、牙行，是买家和卖家双方的中介，相当于现在的经纪人。

图266为四两砝码的多个角度图，整个完整外盒为一个砝码（重4两），今重146.55克，其中，盒盖作为单独的计量砝码，为五钱砝码，实测该盒盖五钱砝码重17.73克。

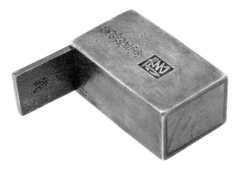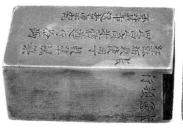

图266　四两砝码

用电子秤和游标卡尺（都可以精确到小数点后两位），对该盒砝码进行单独测量（数值稍有偏差），结果见表9。

表9 四两砝码分解测量表

砝码		长度（毫米）	宽度（毫米）	高度（毫米）	重量（克）
一两		27.7	20.5	7.9	37.48
二两		27.5	20.5	15.7	73.73
三两		27.8	20.5	25.2	106.32
三两砝码分解	一分	缺如			
	二分	18.3	6.98	0.78	0.79
	三分	18.3	6.98	1.18	1.24
	四分	18.3	6.98	1.55	1.56
	五分	18.3	6.98	1.75	1.85
	六分	18.3	6.98	1.98	2.09
	七分	18.3	6.98	2.32	2.42
	八分	18.3	6.98	2.86	3.02
	九分	18.3	6.98	2.92	3.08
	一钱	18.12	15.8	1.47	3.46
	二钱	17.95	15.86	2.92	6.84
	三钱	18.01	15.75	4.57	10.72
	四钱	18.09	15.74	6.16	14.50
	空盒（不含盖）	27.8	20.5	25.2	43.63
	盒盖	25.55	16.70	3.23	11.11
四两总重		56	32.7	25.8	146.55
四两砝码分解	盒体（不带盖）	56	32.7	25.8	128.83
	盒盖	30.60	21.80	3.28	17.73

看得出，古代的砝码，在制作过程中会有一个重量差异，也就是平时说的误差。整个砝码的误差率参差不齐。

从前面的列表中可以看出，古代的天平精度确实不敢恭维。比如，三分砝码重1.24克，而六分砝码不是翻倍的2.48克，而是2.09克。一钱砝码重3.46克，而二钱砝码不是翻倍的6.92克，而是6.84克。一两砝码的重量是37.48克，而二两的重量不是74.96克而是73.73克。受当时生产加工技术的影响，砝码之间的差异忽大忽小，但是无论差异多大，同时期该款式的砝码，十两重量多在360～370克，误差约为3%。

即便是用电子天平称量的数值，单独的测量结果合并后与总重量也有一定的差异。就是今天的电子天平也是有重量差异的，只是差异的比以前的天平要小一些。

因为该盒砝码实测总重量（少一个一分砝码）为 364.13 克，按其平均值，1 分应该重 0.36 克。因此，康熙十八年时的重量为：10 两重量约为 364.49 克。1 两约为 36.4 克，1 钱约为 3.64 克。

目前还有其他同时期的砝码存世，测量后数值有一定的差异，如中国历史博物馆内收藏有一套完整的同时期砝码，其十两砝码的总重量为 362 克。另有网友公布自己收藏的錾刻陈瑞生款识的砝码，十两砝码重 373.5 克。

通过前面康熙砝码的介绍，我们可以发现，由于精度所限，古代称量虽然有一定的偏差，但 1 钱并不等于 3 克。再强调一遍，在中医药领域，只有 1929—1979 年的 1 钱才可以勉强计算为 3 克，切记！

【参考文献】

卢茂村 . 浅议清康熙拾捌年铜砝码［J］.《南方文物》，1997，4：107–110.

第十五节　砝码概览

图 267 是非常少见的明清时期的骨质砝码，骨质砝码从左向右分别为 1 ～ 4 号。
1 号为色偏深的六分骨砝码，长 43.3 毫米，宽 9.9 毫米，高 2.7 毫米。重 2.3 克。
2 号为色偏白的六分骨砝码，长 42.3 毫米，宽 9.8 毫米，高 2.7 毫米。重 2.2 克。
3 号为色偏白的七分骨砝码，长 43 毫米，宽 10.2 毫米，高 3 毫米。重 2.6 克。
4 号为色偏白的一钱骨砝码，长 42.8 毫米，宽 11.4 毫米，高 3.7 毫米。重 3.7 克。

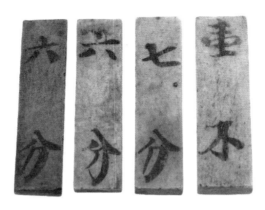

图 267　骨质砝码

图 268 为明清时期的方形铜砝码，因为清承明制，所以明清时期的砝码从外形到重量基本一致。

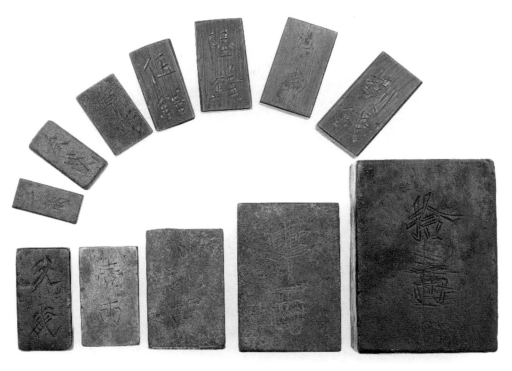

图 268　方形铜砝码

图 268 中的砝码大小重量见表 10。

表 10　方形铜砝码分解测量表

砝码	长度（毫米）	宽度（毫米）	高度（毫米）	重量（克）	均1钱（克）
二钱	18	8.5	5.9	7.3	3.65
三钱	20.4	10.1	7	10.0	3.33
四钱	19.7	12.3	7.7	15.0	3.75
五钱	23.5	11.6	8.5	19.0	3.8
六钱	25.2	13.9	8.1	22.8	3.8
七钱	24.9	14.1	8.9	26.1	3.73
八钱	27.7	14.3	9.6	30.1	3.76
九钱	28.3	14.7	9.5	32.0	3.56
一两	27.5	15.7	9.8	35.5	3.55
二两	33.0	20.5	14.1	74.3	3.72
四两	40.3	26.8	16.6	145.7	3.64
十两	51.9	36.4	25.0	371.2	3.71

图 269 为明清形制的鼓形砝码。

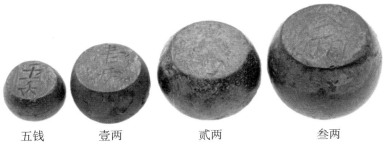

| 五钱 | 壹两 | 贰两 | 叁两 |

图 269　鼓形砝码

图 269 中的砝码大小及重量如下：

五钱砝码：中部直径 17.38 毫米，高 11.49 毫米，重 18.4 克。

一两砝码：中部直径 22 毫米，高 14 毫米，重 37.4 克。

二两砝码：中部直径 28.2 毫米，高 19.2 毫米，重 74.1 克。

三两砝码：中部直径 31.5 毫米，高 23.3 毫米，重 111.1 克。

图 270 为明清时期非常流行的银锭形砝码。

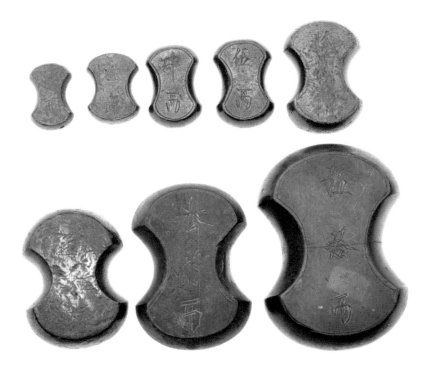

图 270　银锭形砝码

图 270 中从小到大砝码参数明细见表 11。

表 11　银锭形砝码分解测量表

砝码	长度（毫米）	宽度（毫米）	腰宽（毫米）	高度（毫米）	重量（克）
二两	36.3	22.6	15.2	15.5	72.5
三两	38.2	27.2	19.3	18.0	109.5
四两	45.2	28.0	21.5	20.2	148.5
五两	47.7	30.4	22.8	22.3	185.7
十两	60.3	39.9	26.2	28.4	369.5
二十两	72.7	51.6	33.3	37.8	745.5
三十两	85.9	55.6	36.4	38.8	1100.0
五十两	105.8	72.4	50.8	48.0	1868.6

图 271 为银锭形六钱和一两砝码，大小及重量如下：

六钱砝码：长 24.8 毫米，宽 15.6 毫米，腰宽 10.1 毫米，高 12.4 毫米。重 29.4 克。

一两砝码：长 28.7 毫米，宽 18.3 毫米，腰宽 11.5 毫米，高 12.4 毫米。重 40.0 克，见图 271。

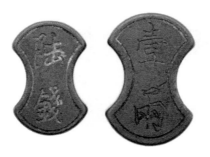

图 271　银锭形六钱和一两砝码

图 272 为晚清锡铅材质砝码，长 42.3 毫米，宽 17 ～ 19 毫米，高约 9 毫米。重 65.8 克。折合 1 两为 32.9 克，1 钱为 3.29 克。

图中砝码正面錾刻"二两"，背面錾刻"工法制定，一律颁行"。

工法，指的是晚清时期的工部和法部，即该砝码为两个部门联合发布的砝码。

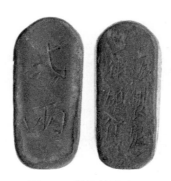

图 272　锡铅材质砝码

从该砝码上的文字来看,"弍"字非官方正规写法,推测该砝码为当时的度量衡机构按照标准器仿制而成,因精度原因,与国际标准稍有差异。图中的二两砝码,多出3.3克,误差约为5%,在那个时期,这种误差还算可以。

图273为民国时期的六钱砝码,该砝码非常罕见,无论是材质、錾刻,还是重量,都具有非常大的学术价值。

砝码正面錾刻"六钱",背面錾刻民国时期的国旗及"二水",实测重22.38克,平均1钱重3.73克。该砝码为民国时期,1929年以前的砝码,当时还在沿用清代的衡制。

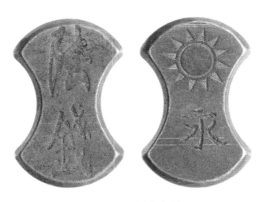

图273　六钱砝码

图274与图275为民国时期平市的两个方形砝码,根据其重量推测,当时的衡制已经与国际接轨,所以,可以判断为是民国时期,1929年之后的砝码。

平市四两砝码,长39毫米,宽23.8毫米,高18毫米,重125克。

平市十两砝码,长49.3毫米,宽32.8毫米,高24.1毫米,重312克。

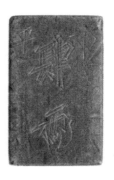

图274　平市四两砝码

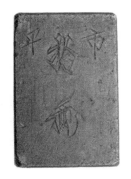

图275　平市十两砝码

通过上面的砝码,可以看到不同时期,以及同时期的砝码之间的差异,但是,度量衡的主流还是不变的。从目前搜集到的砝码来看,晚清时期的砝码相对较小,有时1两的重量甚至在35克以下。

度量衡的变化，对于当时医药书籍中的处方计量是有一定影响的，特别是毒性药物的使用。曾经有人将3分的马钱子看成了3钱使用，导致患者中毒死亡。所以，了解度量衡的变化，尊重历史，敬畏职业，才能安全有效地为患者服务。

第十六节 药勺欣赏

人类使用勺子的历史可以追溯到新石器时代，随着人类社会的发展，勺子的材质由新石器时代的兽骨，逐渐演变成青铜、金、银、玉石、铜、铝、陶、瓷、漆木等，目前多为不锈钢。

古代多用勺从樽中舀酒，所以古人将舀酒的饮器叫作"勺"。勺亦是度量衡单位之一，如陶弘景《名医别录·合药分剂法则》中记载的"十撮为一勺，十勺为一合"，此时的"勺"，是度量衡单位，不是民俗的汤勺。度量衡里的计量单位"勺"，到民国时期还在使用。

图276的圆形空柄半遮首环执黄铜勺，也叫药滴子，长12厘米，勺首高（厚）1.8厘米，中部径3.8厘米，长约5.7厘米。重40克。勺面半遮，遮板上錾刻"吞"。勺首一端有手柄，显然设计者是让其从另一端流出液体，用于喂药，器物匠心精巧，可作文房水滴等。

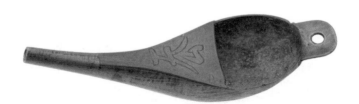

图276 圆形空柄半遮首环执黄铜勺

图277为流槽柄如意头黄铜勺，长14.5厘米，勺头中部横径3.8厘米，高1.4厘米，尖端至封口的另一端长约5厘米，柄凹槽状，重31.7克。

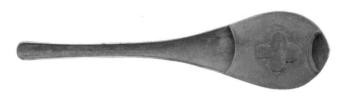

图277 流槽柄如意头黄铜勺

图278是两端开口半圆形的空柄黄铜勺，长14.3厘米，勺头中部横径3.5厘米，高1厘米，纵径约5.5厘米，重28.2克。勺柄空心，可作为流部使用，两端均可施药。

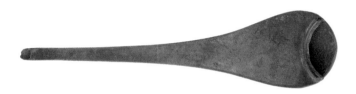

图 278　两端开口半圆形空柄黄铜勺

图 279 为晚清民国时期两端开口圆形空柄黄铜勺，长 9.8 厘米，勺头中部横径 5.1 厘米，纵径约 7.2 厘米，总重 24.5 克。柄较短，呈空心圆筒状，可作为流部使用，两端均可施药。

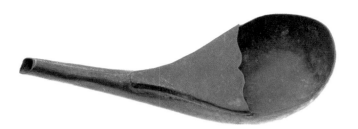

图 279　两端开口圆形空柄黄铜勺

图 280 为红铜铸造勺，通过金属熔化铸造而成，而非外力打压而成。勺体厚重古拙，遍生绿锈。勺长 11.3 厘米，勺头宽 4 厘米，勺柄末端宽 9 毫米，最厚处达 2.3 毫米，重 46.1 克。

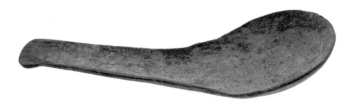

图 280　红铜铸造勺

第十七节　清代、民国的老算盘

作为中国古老的计算器，算盘自诞生之日起，就是商业必备的器物之一，也是古代医药行业必用的器物。算盘诞生的年代众说纷纭，至少宋代已经有成熟的算盘在使用了。无论是中药商业贸易，还是医生处方的价格核算，都离不开算盘。

我们看《清明上河图》（北宋张择端版），画中有那么多商业门店，唯独画卷的最左端"赵太丞家"的医馆（一说药铺）桌子上清晰地摆着一架 15 档的算盘，这在整卷画中是绝无仅有的。由此可见，算盘作为药铺的标配，是当之无愧的。

图281为清代道光年间俞顺之老房制作的13档算盘，背面有挡板，边框有金属丝嵌入形成的字号"俞顺之老房"。

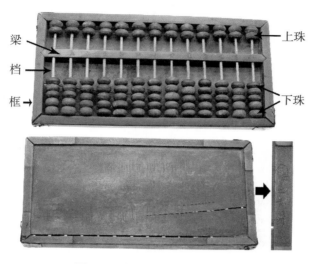

梁　　　　　　　　　　　　　　　　　　上珠

档　　　　　　　　　　　　　　　　　　

框　　　　　　　　　　　　　　　　　　下珠

图281　俞顺之老房13档算盘

为了使用方便，算盘横梁上多标注有度量衡单位，如图282中的算盘横梁上面，从左向右分别为"万、千、百、十、两、钱、分、厘、毫、丝、忽、石（dàn）、斗、升、合（gě）、勺"，其中的算盘定式与《算法统宗》描述的类同。

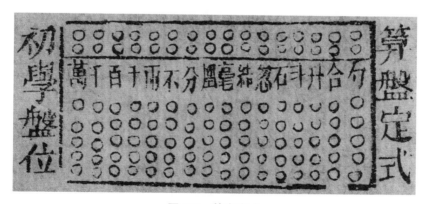

图282　算盘定式

图283展示的是清中期道光年间俞氏家族生产的算盘，由此可以初步了解当时算盘的形制特点。清道光年间俞顺之老店13档算盘，横梁上嵌入的金属字为"万千百十两钱分厘毫担斗"。算盘整体保存较好。

算盘后挡板有墨书"道光三十年六月初拾日置，善敬堂记，主人王光远记"，墨渍已浸入木质，入木三分。背面外框的一侧有金属字嵌入的堂号"俞顺之老店"。

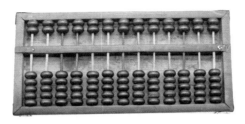

图 283　俞顺之老店 13 档算盘

图 284 为清道光年间俞顺之老房 11 档算盘，整体保存较好。算盘顶珠上部外框粘贴有红纸，已褪色，纸上墨书"算盘一声响，黄金万万两，大吉大利"，背部挡板上糊有部分残留的红纸，可能是当时商号开业时，为图吉利，用红纸包糊所致。

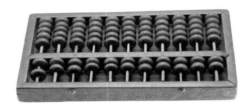

图 284　俞顺之老房 11 档算盘

清代算盘的一些特点：①带有底板。底板可以加固算盘，缺点是容易落入灰尘等异物，不容易清理。②留存到今天的清代算盘，由于存世流转的过程中，保存环境不同，算盘珠完整性会有较大差异，一般多有龟裂，甚至算盘珠裂开成两半。③算盘中部的横梁上多有度量衡和数字的标识。④横梁镶字的一面多为平面，无弧度。⑤一般算盘的背面有制作算盘的企业商号名称，有的还有买家的堂号及置办日期。⑥算盘四角的结合部多为榫卯结构。⑦算盘整体材质老化，颜色变深，使用频次高的算盘包浆会比较厚。

一般人们将计算精准的会计称为"铁算盘"，形容其业务能力强，计算精准无差错。在人情世故方面被形容为"铁算盘"的，则是指"精于算计的人"。

我刚参加工作的时候，当时中药房的老药工，就是看着处方，一手托着小算盘，一手打算盘，速度非常快。我拿计算器跟老药工比速度，确实没他快。他看完就可以出结果，我还得一个数字一个数字地输入计算。

第十八节　处方镇纸：压方审慎与慎沉

惊堂木，亦称"九方"。典型的惊堂木有十个面，但有一个面是与桌子接触的，看不到，只能看到九个面，故称"九方"。关于"九方"还有一个说法，评书早年由和尚说讲佛经故事劝善发展而成，和尚募化十方，因为和尚是评书的创始人之一，所以评书艺人不挣和尚的钱，只能募化九方，用九方木。惊堂木还有气拍、醒目（醒木）、界方、抚尺等别名，说书艺人有时还称其为"过板石""拎儿"，或"止语"。

惊堂木，曾是衙门办案时使用的器物，已经消失很久，现代法院庭审使用的是法槌。所以有人说，法槌是由惊堂木演变而来的。惊堂木如果延长，则为镇纸；再延长，则为戒尺，为过去私塾先生教育学生所用的器物；戒尺再延长，再细则为教鞭。因此，有人认为今天教师手中的教鞭也是由惊堂木演变而来的。

图 285 的惊堂木，长 7 厘米，宽 4 厘米，高 2.8 厘米。

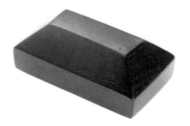

图 285　惊堂木

惊堂木一般在开场和结束时使用，起到肃静全场、使大家注意力集中的作用。惊堂木曾在很多文艺节目中出现，是评书不可或缺的表演道具。惊堂木还有许多其他的演变，起到不同的作用，在医药领域有警示行业人员的作用。

惊堂木分为大号、中号、小号，长短不一。传统要求惊堂木不允许横着摆放，在桌子上摆放时，必须是竖着的（相对于使用者纵向摆放，不能立起来），见图 286。

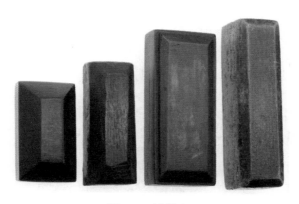

图 286　惊堂木

惊堂木纵向放置便于使用者用手取用。在评书行业有一个潜规则，有同行来"盘道"时，会把惊堂木横过来摆放，说明他来找麻烦了，也就是说有人来"横买卖"了。所以，说书人的惊堂木在桌子上不横着放，认为横着放不吉利。

关于惊堂木在不同行业的用法，常见的有七分法和十三分法。我们先看下七分法。

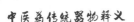

著名评书表演艺术家连阔如以笔名"云游客"著《江湖丛谈》，书中"评书是团柴的"文章里写道："一块醒木七下分，上至君王下至臣。君王一块辖文武，文武一块管黎民。圣人一块警儒教，天师一块警鬼神。僧家一块劝佛法，道家一块劝玄门。一块落在江湖手，流落八方劝世人。湖海朋友不供我，如要有艺论家门。"

一块醒木，在不同行业人员手里，其作用是不一样的，文中分别提到了君王、文武百官、圣人、天师、释家、道家、江湖人士。

过去的艺人，讲究门派师傅。其实，中医药过去也是如此。我老师也说过，以前，中医药开展学术交流时，老师遇到晚辈学生一般不问学历职称，而是问你老师是谁？其实就是通过这种形式，了解一下对方的身份背景。

上述文字讲的七分法，并没有直接体现中医药内容。其实，中医医师在当时也属于江湖人士，算是江湖八大门派里的"皮"门，所以七分法里的"一块落在江湖手"不一定特指说书的艺人。

下面，我们再看一下《曲艺漫谈》里记载的醒木十三分法，节选原文如下：

"文武分龙"，据过去老艺人说，一块"醒木"有十三种不同的名称，说评书说到那种身份的人物时"啪"的一声，就代表了他们不同的社会地位和行业特点。所谓"一声醒木万人惊"，它能起到渲染人物烘托气氛的作用。三十年代有的老艺人解释说：第一块说到皇帝、君主时使用它，名字叫"龙胆"；第二块说到皇后娘娘时使用它，名字叫"凤霞"；第三块说到宰相大夫时使用它，名字叫"运筹"；第四块说到元帅将军时使用它，名字叫"虎威"；第五块说到知县知府时使用它，名字叫"惊堂"；第六块说到塾师教习时使用它，名字叫"醒误"；第七块说到评书、大鼓书时使用它，名字叫"醒目"；第八块说到当铺时使用它，名字叫"唤出"；第九块到中药铺时使用它，名字叫"审慎"；第十块说到点心、糕干铺时使用它，名字叫"伏苓"；第十一块说到医家郎中时使用它，名字叫"慎沉"；第十二块说到戏曲艺人时使用它，名字叫"如意"；第十三块说到客店栈房时使用它，名字叫"镇静"。

图287是近代木质惊堂木，已虫蛀。

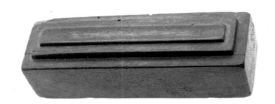

图287　近代木质惊堂木

上段文字描述，说明了同为江湖人士，惊堂木在医生和药师的手里名字也是有区别的。同时，惊堂木也会由于使用者的使用需求变化而发生形态的变化。比如，本来几厘米大小的惊堂木，衙门官员使用时，叫"惊堂木"；在书画家的文房里，用于压住纸张防止移动的，可以叫"镇纸"，细长的可以叫"镇尺"；在医生那里，惊堂木的形态会变长一些，主要起到压处方的作用，名叫"慎沉"，有"慎重查病，沉着开方"之意；在药师手里，名叫"审慎"，有"审查方药，谨慎调剂"之意。审慎的表面有的为素面，有的则绘有吉祥如意类的纹理，或写有堂号、汤头歌诀、行业警语等，除压处方的作用外，有时还有审美、广告、学习甚至行业警示的作用。

因为无论是医生还是药师，惊堂木一般是用来压处方的，所以现在直接将这类器物称为压方，主要有木、铁、铜、玉石、玻璃、骨质等材质。

图 288 为民国时期长方体状的素面审慎，长 29 厘米，宽 3.9 厘米，高 1.6 厘米。中药行业人员调剂时用其来压处方或包装纸。

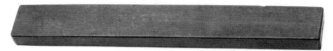

图 288　素面审慎

图 289 为清代的审慎，外形与典型梯形体的惊堂木相似，只是比惊堂木细长，表面绘有传统的如意云纹。长 27 厘米，宽 4.1 厘米，高 2.1 厘米。

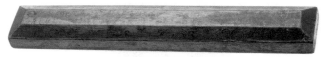

图 289　梯形体审慎

图 290 约为民国时期的长方体状审慎，长方形的四个表面分别书有汤头歌诀，其中一面墨书"加味四物汤"。长 27 厘米，宽 2.5 厘米，高 2.5 厘米。

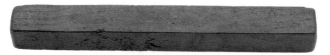

图 290　长方体审慎

图 291 为民国时期的长方体状审慎，长方形的四个表面分别书有汤头歌诀，其中一面墨书"养阴清肺汤"。长 26.5 厘米，宽 2.2 厘米。

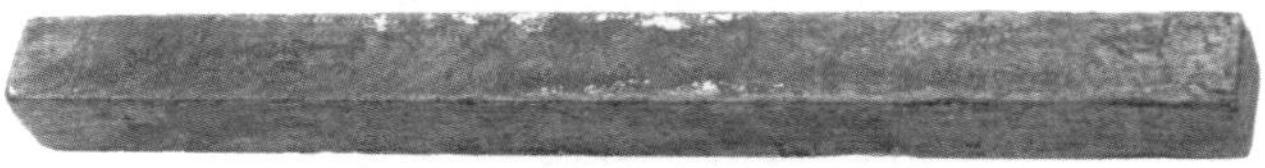

图 291　书有汤头歌诀的审慎

图 292 为近代铁镇尺（镇纸），上下为正反面，长近 20 厘米。

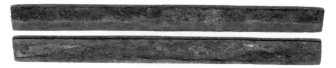

图 292　铁镇尺

清末外销画《医士及各种药摊》（*Old style medicine in Peking*）主要描绘了清末京城医药行业的场景，其中一幅图中，可见一调剂人员正在拉药斗抓药，其对面柜台上有一张处方，处方上竖着摆放了一个长方形审慎。

中医药行业的惊堂木具体用途、用法如下。

调剂中的惊堂木具有多种用途：医生主要是用来镇压纸张使其不轻易移动，以利于书写处方，而药铺的调剂人员，则主要是用其压住处方，避免自然风或调剂人员来回走动时的气流把处方吹走，同时，为了避免调剂时抓错，多抓或漏抓药味，每当调剂完处方中的一列中药时，就用惊堂木压住该列，再调剂下一列药味。如调剂完成右侧第一列中药后，将其压在第一列上，避免重复抓药，然后开始调剂处方的第二列中药。

图 293 的惊堂木（审慎）上写有"达原三消饮"的处方。

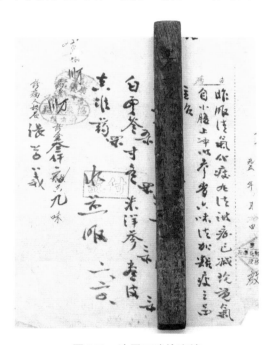

图 293　达原三消饮审慎

一块小小的惊堂木，演化出了各类江湖器物，无论是叫"慎沉"，还是叫"审慎"，都透露出过去中医药行业人员的智慧和对职业的敬畏，这些对今天的中医药从业人员依然有着积极的社会意义。

【参考文献】

［1］云游客. 江湖丛谈［M］. 北京：中国曲艺出版社，1988.

［2］王决. 曲艺漫谈［M］. 北京：广播出版社，1982.

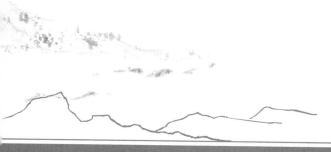

第四章　传统中药制剂

第一节　丸剂

中药传统成药剂型，常见的莫过于"丸散膏丹"这几种剂型。

蜜丸，就是用蜂蜜加上药粉制作而成的丸剂。一般制作时根据实际情况，蜂蜜需要炼制一下（炼制后的蜂蜜为炼蜜），以达到使用要求。

蜜丸作为传统手工操作制成的丸剂，特别是自己使用的情况下，建议炼蜜可以多放一些。因为炼蜜多一些可以保证药丸的柔软滋润，便于服用。如果炼蜜较少的话，药丸干硬，无法下咽。具体配制时，可以先取少量的药粉和炼蜜进行制作，测试结果满意后，再将其余的药粉加炼蜜制作成丸。这样操作，可以使最终成品性价比更高。

严格来讲，为了达到最佳性价比，不同药粉与炼蜜的比例都是不同的，但一般情况下，药粉与炼蜜的比例为 1：1.3～1.4，特殊药料特殊配制。建议制作初期，炼蜜可以稍微嫩一些，多一些，免得蜜丸制成后太老、太硬，难以下咽。

下面介绍几种过去制作蜜丸的工具。

1. 药准

药准习称"药准子"。使用时，将药坨填满凹形的小碗，然后用木销顶出药坨，即为一个药丸的重量，然后用手团成圆形。药准根据其所制作的丸药重量不同，大小也有所不同。一般常见 2 钱或 3 钱规格的，大体相当于目前的 6 克丸或 9 克丸。

图 294 为木质药准，活柄上写有"二钱"字样。

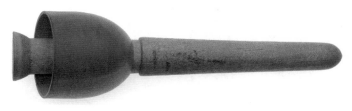

图 294　木质药准

2. 搓丸板

民国时期的著作《中国制药学》中无搓丸板的记载，该书记载关于蜜丸的制作工具主要有吊蜡木球、铁钎子、熔蜡锅、木质药准等。中华人民共和国成立前的文献尚未查询到使用搓丸板的记载，有老药工根据回忆认为，搓丸板是20世纪50～60年代发明的，这种搓丸板一般分为3克、6克、9克等规格。搓丸的时候，需要缓缓按住压板向下用力，同时前后稍移动，这样制作出的药丸才会呈现圆形。

如果药砣黏板，可以在搓丸板上适当涂以香油或蜂蜡加香油炼成的润滑液。

图295为搓小丸的搓丸板，所制作的药丸直径约6毫米。图中左侧前端为木放盘，可以灵活拿取。上下端为咬合紧密的铜切刀。将药条放置于铜切刀上适当加力推拉，可将药条切成药丸。

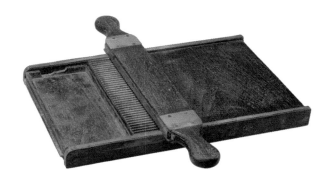

图 295　搓丸板

除以蜂蜜为黏合剂的蜜丸外，在实际工作中，还有以水为黏合剂的水丸，多用泛法。目前，丸剂的生产多用塑制法，通过外力挤压使药粉黏合再制成丸。

3. 吊蜡木球

过去制好的蜜丸，需要用蜡封装以便存储。蜡丸在明末清初开始应用。当时为了携带方便、长久保存、适应出行，制作出的蜜丸要用蜡壳包裹，使其经久不坏。

制作蜡壳首先要"吊蜡壳"，用大小适宜的木球，即吊蜡木球，蘸上蜡后取出，反复多次，形成蜡壳，留待备用。

图296为三钱、二钱、一钱、五分蜜丸的吊蜡木球。

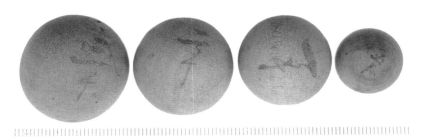

图 296　吊蜡木球

然后将蜜丸放入划开口的圆形蜡壳内，再用钎子固定，重新蘸蜡，将蜡壳重新包裹封住。

最后，从钎子上取下蜡丸后，钎子固定的位置用烙铁加热封固，这样才能使里面的药丸与外部空气隔绝，使药丸可以保存较长时间。

图 297 为民国时期的保和药局大蜜丸，蜜丸由于包装纸不够严密，导致长时间风干，药丸表面晦暗无光泽，干裂苍老。

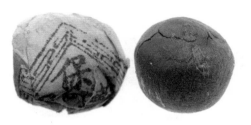

图 297　保和药局大蜜丸

4. 数丸板

图 298 为数丸板，板面上的凹坑填满为 50 粒。另一面写有"百草丸，五十粒"。

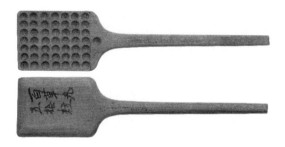

图 298　数丸板

图 299 为民国时期，北京某百年老店生产的"万应时症丸"。类球形，药粒不是很圆，直径约 2 毫米，偶有稍大或稍小者。

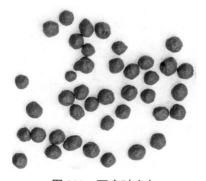

图 299　万应时症丸

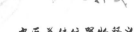

第二节　散剂

　　传统的散剂，就是中药粉碎后的药面或药粉。过去的散剂，大体是将中药用石磨、石碾等加工成粉末，根据临床需要，用相应粗细的筛、罗等工具筛取所得。

　　图300为清代山西晋阳同义成药铺的赤金散，写有"每付纹银四分不二价"。图中右侧图示1似乎为某种植物的叶鞘，图示2为药粉，因吸潮而结块，呈条状，表面有外包装植物的纹理痕迹。

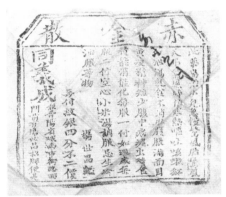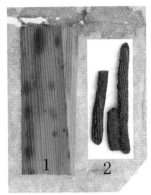

图300　赤金散

　　图301为烂耳散，外包装印有"谭存济祖传灵效烂耳散，每服定价二毫"，内包装印有"用法，先以药棉蘸白醋或酒洗净耳内脓水，再用药棉捲（卷）干，然后以笔筒吹散入耳内，三五次当然全愈"。图中的药散，用手捻之尚有颗粒感。

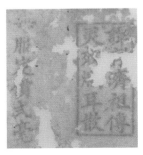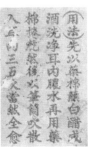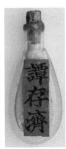

图301　烂耳散

　　图302为民国时期的"撒布剂"，木管内带有筛状间隔，内装药粉，用时撒布。是以使用动作方法命名的剂型，实际还是散剂。

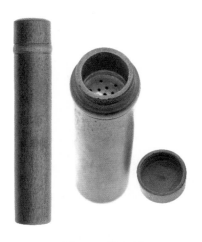

图 302 撒布剂

图 303 为罗筛与筛架，来回推拉罗筛筛取药物，底部需要放置接收器物。有时将其放入木箱内操作，便于收集，还可以防止粉尘飞扬。当被筛物有结块时，以右图的"面压子"碾压后继续过筛。

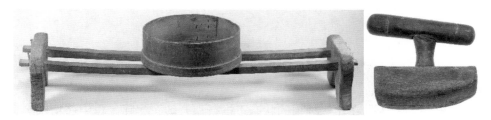

图 303 罗筛与筛架和面压子

散剂的配制一般使用等量递增法和打底套色法。

1. 等量递增法

当两组不同的药物粉末需要混匀时，如果其中一份量较小，另一份量较大，将量小的药粉直接兑入量大的药粉内进行混合，容易出现混合不均匀的情况，于是人们发明了等量递增的混合方式。具体混合时，首先取量小的药粉和等量的量大的药粉，同时放入容器内进行混合均匀；然后，加入同混合物等量的量大的药粉进行混合直至均匀，如此倍量增加，直至加完全部量大的药粉。等量递增法是过去老药工常用的一种传统药粉混合方法。

比如，有 1 克黄柏粉与 7 克苦参粉需要混合均匀，我们先拿出 1 克苦参粉与 1 克黄柏粉混合均匀，此时混合好的药粉为 2 克，苦参粉还剩 6 克，我们再拿出 2 克苦参粉与已经混匀的药粉混合均匀，此时混合好的药粉为 4 克，苦参粉还剩 4 克，最后将 4 克苦参粉与已经混匀的药粉混合均匀，如此所有药粉混合完成，具体过程见图 304。

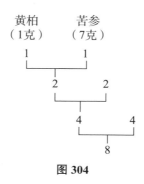

图 304

如果是 3 克黄柏与 5 克苦参相混合，可以将 3 克黄柏与 3 克苦参相混合，此时混合好的药粉为 6 克，将混合好的药粉取出 2 克与剩下的 2 克苦参相混合为 4 克，在与前面混合的 4 克共同混合均匀，具体过程见图 305。

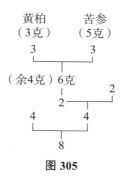

图 305

上文所举的例子是在比例理想的状态下进行混合的，实际工作中药物比例多少都有，只要记住等量递增的思路方法就可以了。有时候不一定可以按比例混合，但最终的药粉必须混合均匀，以保证药物质量的均一。

2. 打底套色法

对色泽或质地相差悬殊的药粉进行混合时，采用打底套色法。打底套色法又称倍增套色法、配研法、套色法。

打底套色法是对药粉进行混合的一种经验方法。所谓"打底"，是指将量少的、质轻的、色深的药粉先放入乳钵中（混合之前应首先用量多的药粉饱和乳钵），然后将量多的、质重的、色浅的药粉逐渐、分次地加入乳钵中轻研，使之混合均匀，即"套色"。

以乳钵研混为例，先从色浅、数量较多的药粉里取出少量药粉在乳钵的表面研磨一遍（饱和），然后将量少的、质轻的、色深的药粉，放入乳钵中研磨摊平（打底），最后将量多的、质重的、色浅的药粉逐渐、分次地加入乳钵中轻研至均匀（套色）。

实际上，打底套色法如同等量递增法前面加一个饱和的程序，实际工作中除乳钵外，还可使用其他容器，操作原理相似。

第三节 膏剂

膏也是古今常见的剂型之一，过去主要分为软膏、硬膏、膏滋三大类。随着社会的发展，膏剂产业不断地涌现出新材料、新技术、新方法。

1. 软膏

软膏，过去用动物油、植物油或蜂蜡、虫白蜡等作为赋形剂调制而成，目前常用凡士林或各种高分子物质经过配比制作，多涂抹使用。

图 306 为民国时期，邓可安佐寿堂红毛坠金膏药外包装袋和说明书。

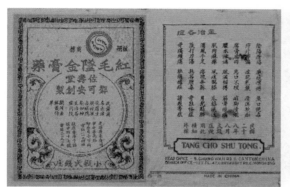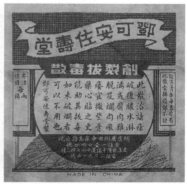

图 306　红毛坠金膏药外包装袋和说明书

外包装纸袋正面的上方为注册商标，是太极形状的，图中书有"红毛坠金膏药，粤东佐寿堂"，药名下方为"佐寿堂邓可安创制，此膏消毒之痛，化腐生肌，祛风去瘀，应验如神。主治各症列后，开用法详载仿单"。

包装袋背面大体内容为"主治各症，阴阳疮疡，痈疽瘰疬，鱼口便毒，疳疔痔漏，痘胞乳岩……风湿相搏，筋骨酸痛，肌肉麻痹……跌打刀伤，无名肿毒，奇难怪症，牙痛头痛，肚痛疟疾，诸般等症"，偏于棕褐色的说明书则说明其作用与用法。

图 307 是红毛坠金膏药金属包装盒及已经失水干涸的药膏。

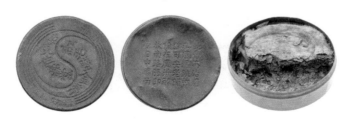

图 307　红毛坠金膏药金属包装盒和药膏

包装内所附的说明书当时称为"仿单"。注意，仿单就是说明书的意思，"仿"不是"仿冒""盗仿"之意。红毛坠金膏药仿单见图308。

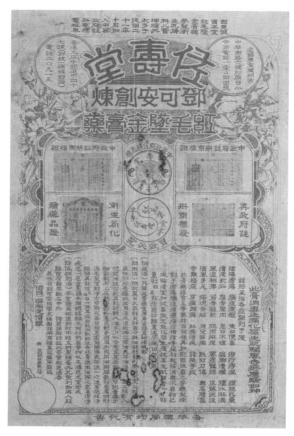

图308　红毛坠金膏药仿单

2. 硬膏

硬膏，就是人们常说的黑膏药、铅硬膏。过去的硬膏很多是将药膏涂在小块狗皮上制成的，所以习称"狗皮膏药"。硬膏，以油煎炸药物，提取药物的药油，与铅丹高温化合而成，也可以熬炼完成后继续添加其他药物细粉，多贴敷使用。外用的膏剂多以铁锅熬炼，内服的膏剂多以铜锅熬炼。

好的膏药其熔点与体温相近，膏药贴到皮肤上，熔化而产生黏性，并且膏药贴在身上不游走、不流淌，温度较低时，膏药呈现凝固甚至硬脆状态。

膏药的传统炼制要求是滴水成珠，但是，这个最关键的操作要点很难掌握，膏药着火的概率非常高，也存在较大的危险因素。其实，熬制传统膏药的秘中之秘是：炸料后的药油与铅丹的比例为1∶0.65。掌握好这个比例，当锅内油的温度较高时，离火下丹即可，如果药物没有化合成膏，则继续加热，勤加搅拌，很快就可以化合成膏，这样操作安全可靠，并且不需要考虑季节对膏药性价比的影响。

　　传统膏药的制作是一门药学技术，以前因为技术保密的原因，有些小药铺自己无法熬制，或者有些药铺为了方便，购买没有加入药物的膏药肉，即直接用铅丹与香油（或豆油）等熬炼的膏，用时临时往里面添加药物。

　　图 309 为晚清民国时期"王蛤蟆膏药"的膏药坨，用时化开摊涂在牛皮纸或布上。

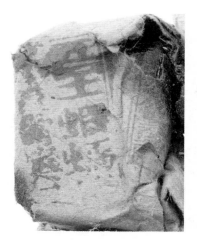

图 309　王蛤蟆膏药

　　据《武威文史》记载，"凉州王蛤蟆膏药"创制者王日兴，生于明代天启二年（1622 年），安徽淮江县人。其孙王良士（生卒年不详）继承祖业，为清雍正年间武威的名医，曾任凉州府医官，王良士到中年时，回淮江省亲，在返凉时从淮江带回琉璃蛤蟆一只，置于铺首，作为商标。"凉州王蛤蟆膏药"由此诞生。

　　膏药如果长时间暴露在空气中，会失去黏性，硬脆龟裂。因此，尚未摊涂的膏药坨，可以直接放入冷水中浸泡，每隔一段时间换水。

　　图 310 左侧部分为中华人民共和国成立初期的狗皮膏药，已经干燥龟裂，中间部分为暖脐膏，二者都以狗皮为衬，右侧部分为近代沈阳庆祯和药铺鹿茸活血状元膏的木质膏药桶。

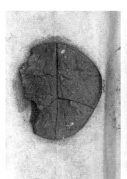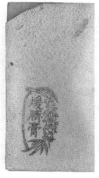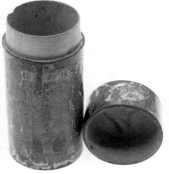

图 310　狗皮膏、暖脐膏及鹿茸活血状元膏木质膏药桶

图 311 为近代沈阳庆祯堂鹿茸活血状元膏仿单。

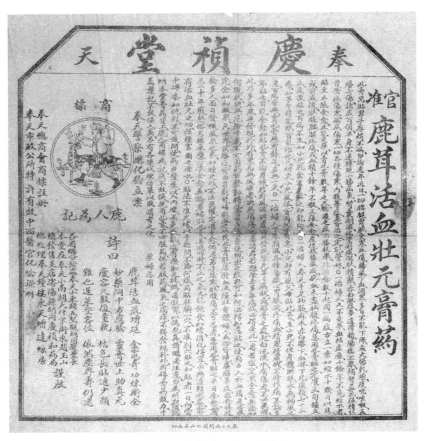

图 311　鹿茸活血状元膏仿单

3. 膏滋

图 312 为保元膏纸盒，图中可见太乙牌商标。

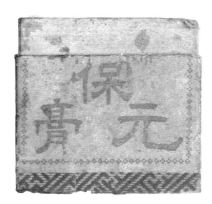

图 312　保元膏纸盒

图 313 为保元膏的文字说明，盒盖缺失。

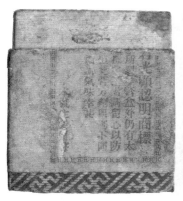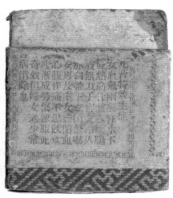

图 313　保元膏的文字说明

图 314 左侧部分为保元膏纸盒内的方形玻璃瓶。玻璃瓶四面分别有阳文"安东县，福兴堂，保元膏，聚宝街"字样，瓶内残留的膏滋，已失水干涸，如图 314 右侧部分。

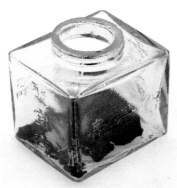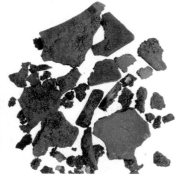

图 314　方形玻璃瓶及膏滋

膏滋作为膏剂的一种，是内服的，多以补益为主。实际上，膏滋也有很多其他的治疗作用。近年来，随着人们生活水平的提高，膏滋的使用在各地逐渐普及。

膏滋目前有清膏、荤膏、素膏的说法。

先说一下清膏，按标准概念讲，清膏在中药制剂学里指单独药物提取出的膏。这个药物可能是植物，也可能是动物或矿物。

素膏，主要是与荤膏相对而言的，也就是不含动物类药物熬制的膏。而荤膏，则是含动物类成分的膏，包括以阿胶做成的膏方。

素膏和荤膏并不是制剂学上的概念，只是约定俗成的一种说法，与民众的信仰习惯有关。

图 315 为鸡血藤膏仿单，图中文字："上海叶天德堂，鸡血藤膏，鸡血藤产于云南顺宁县，此药专能壮筋骨、舒经络、利风痰、降相火、止久痢、治脱肛，凡诸风麻木、筋骨拘挛、半身不遂、瘫痪、痹痛、老幼妇女血虚诸症均用。烧酒化服，其验如神。"粉红色印章为"不二价""丸散膏丹无讹色，凡出一概不退换""修合虽无人见，存心自有天知"，以及药物打折等信息。

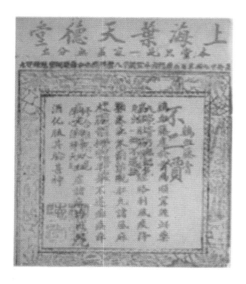

图 315　鸡血藤膏仿单

图 316 为枇杷膏仿单，出自汉口"庆元堂参燕药局"，内容"枇杷膏，治肺热咳嗽，胃热呕哕，化痰顺气，润燥解暑，夏秋之季，常服尤为有益"。

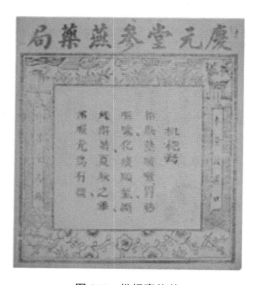

图 316　枇杷膏仿单

第四节 丹剂

丹的概念比较广泛，过去将圆形的如黑锡丹（黑色），红色的（包括粉末）如红灵丹，贵重的如大、小活络丹（蜜丸），多个剂型的药物都称为丹。而目前制剂学里丹剂的丹，则是炼丹的丹，一般指用汞、硫黄等矿物，经过加热升华而形成的一种药物，临床主要为红升丹和白降丹。丹剂具体方药组成及用法，在清代《疡医大全》中记载颇为详细。

炼丹使用的阳城罐，形体较小，分为上下两部分，此类器物目前已不多见。阳城罐，也叫子母罐，是耐高温的陶制容器，内部施釉而光滑。

图 317 为阳城地区烧制的耐高温陶罐，是炼丹使用的一种阳城罐，炼丹时，将1号罐倒扣在 2 号罐上，结合部位用盐泥封固，传统会在上面贴纸或放置大米粒，通过纸张或大米粒变化的颜色来判断炼制时间和火候，这决定着炼丹的成功与否。

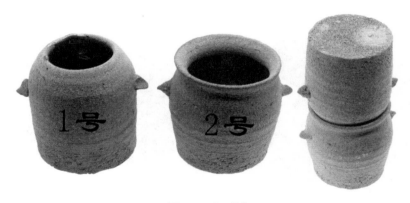

图 317　阳城罐

升丹是真正意义上"炼丹"的"丹"，性状有片状和粉末两种，一般将片状的称为"红升丹"，粉末状的称为"红粉"。

注意，本品剧毒，由水银、火硝、白矾、朱砂、雄黄、皂矾经过高温炼制而成（不同地区处方或有不同），呈红色片状或粉末，主含氧化汞，能够"拔毒提脓、去腐生肌、杀虫燥湿"。过去中医讲，红升丹、白降丹是中医外科的看家家当（必备之物），也是中医自身必须会炼制的药物之一。目前，此药基本绝迹，几乎无人生产，无人敢用，无人会用。

图 318 为炼制过程的红升丹。红升丹炼制时，底部使用铁锅坐胎，或顶部扣一个较深的大瓷碗。新炼制的红升丹，艳如丹霞，火毒较大，需要长久存储，待火毒减轻或消失后使用。

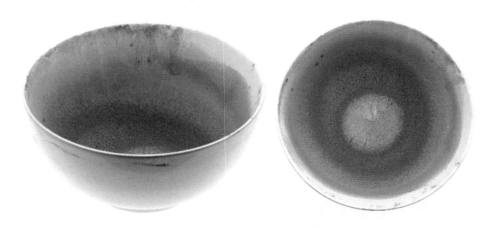

图 318　炼制过程的红升丹

图 319 左侧为晚清民国时期的红升丹（片状），已失去原本艳丽的颜色。右侧亦为红升丹，因为是粉状，所以习称红粉，为四川省成都市工农兵制药厂（原老字号"庚鼎药房"）生产。

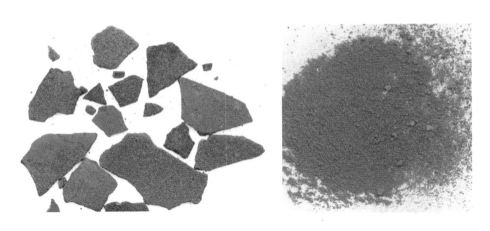

图 319　红升丹和红粉

白降丹（剧毒，慎用）主要含氯化汞及氯化亚汞，《医宗金鉴》记载其功能主治为"治痈疽发背，一切疔毒。水调敷疮头上，初起者立刻起疱消散，成脓者即溃，腐者即脱，消肿"。新炼制的白降丹与红升丹情况相似，火毒较大，需要长久存储，待火毒减轻或消失后使用。

《医宗金鉴》记载的白降丹组成用法如下，书云："朱砂、雄黄各二钱，水银一两，硼砂五钱，火硝、食盐、白矾、皂矾各一两五钱。先将朱、雄、硼三味研细，入盐、矾、硝、皂、水银，共研匀，以水银不见星为度，用阳城罐一个，放微炭火上，徐徐起药入罐化尽，微火逼令干，取起。"这里提及了炼制白降丹的工具——阳城罐。

图 320 为 20 世纪 50 年代的白降丹，中间为大块，右侧为碎粒状。

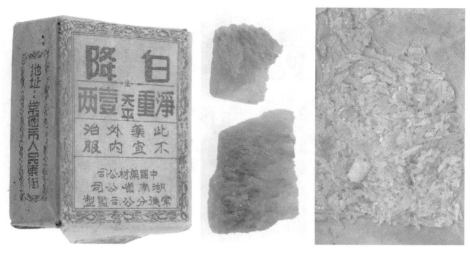

图 320　白降丹

附：

梅花点舌丹：图 321 为民国时期乐仁堂制作的梅花点舌丹，内含蟾酥、血竭、沉香、牛黄、熊胆、麝香、珍珠等众多名贵中药（民国时期，珍珠的价格比牛黄还贵，基本等同于当时的麝香和犀角）。梅花点舌丹以其卓越的疗效闻名于世。

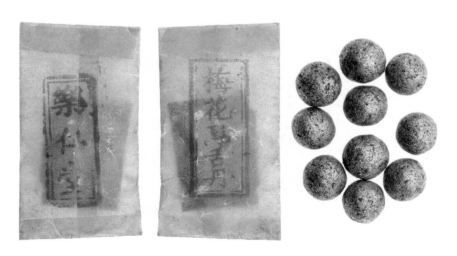

图 321　梅花点舌丹

黑锡丹：主要由黑锡、硫黄、川楝子、胡芦巴、木香、制附子、肉豆蔻、补骨脂、沉香、小茴香、阳起石、肉桂组成。硫黄是可以内服的，但熏硫黄并不合乎传统医药之理，可能引起刺激反应和肝肾损害，相关讨论可参考本书"中药熏磺非古法"章节。

图 322 为 20 世纪 40 ～ 50 年代的黑锡丹。

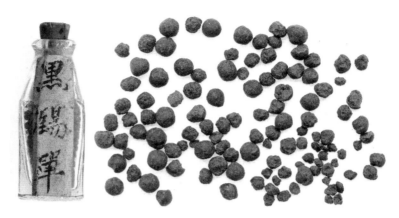

图 322　黑锡丹

图 323 为黑锡丹说明书。

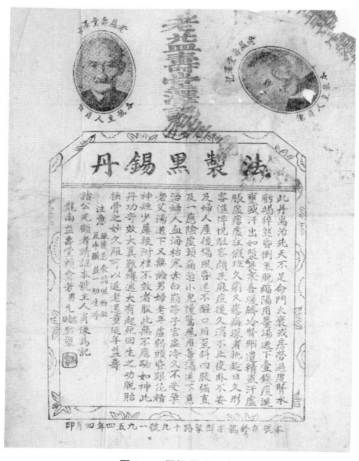

图 323　黑锡丹说明书

第五节　锭剂

锭也是过去很流行的一种剂型，如万应锭、紫金锭、拨云锭等，一直有所传承。

《中国药典（2020 年版）》对于锭剂的定义是："锭剂，系指饮片细粉与适宜黏合剂（或利用饮片细粉本身的黏性）制成不同形状的固体制剂。"

其实，锭剂的定义有些不够严谨，比如，用米糊做成丸状的药物，可以叫锭剂，也可以叫糊丸；用蜂蜜做成丸状的药物应该叫蜜丸，但是在某种程度上也符合锭剂的定义，中药其他剂型也存在类似的互有交集的情况。

过去锭剂常以米糊为黏合剂，制做的形状多种多样，有纺锤形、球形、片形，以及各种不规则状，这大体可以算作锭剂的一个特点。

图 324 为球形的万应锭，直径约数毫米。

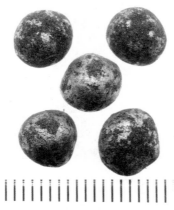

图 324　球形万应锭

图 325 为庆余堂锭剂（近代），品名不详，锭剂呈扁方块状。

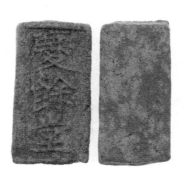

图 325　庆余堂锭剂

图 326 为八宝梅片锭，锭剂呈圆柱状条形。

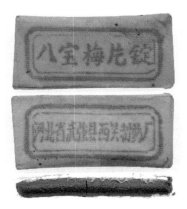

图 326　八宝梅片锭

万应锭是经典名药，为纺锤形锭剂，形如老鼠屎，见图 327。

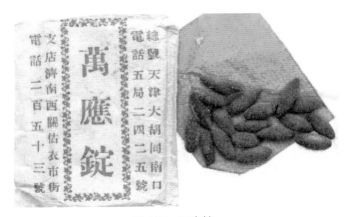

图 327　万应锭

万应锭更多时候为包金衣样式，习称金衣万应锭，亦称金老鼠屎，见图 328。

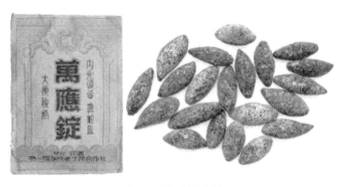

图 328　金衣万应锭

　　纺锤形的锭剂一般用手搓捏而成，也可用较大的与搓丸板几乎完全一样的工具制作而成，该工具横截面空隙为纺锤形，该工具能够搓出纺锤形药粒，见图329。

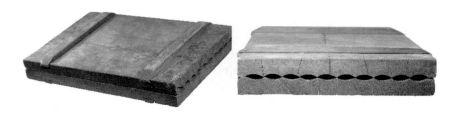

图329　纺锤形搓丸板

图330为万应锭说明书（近代）。

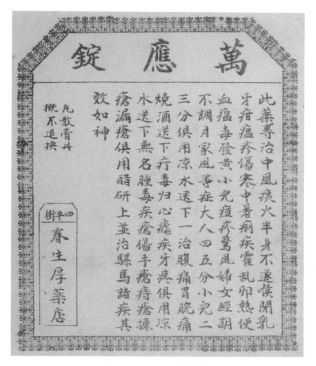

图330　万应锭说明书

第六节　半夏三则

1. 戈制半夏

　　以半夏为主要原料加工制作而成的药物制剂有数种，有的是炮制品，算作饮片，有的则可以视为中成药。我们先看久负盛名的戈制半夏。

图 331 左侧为近代戈制半夏说明书，图 331 右侧为现代采用戈老二房裕庆堂梅记工艺生产的戈制半夏。

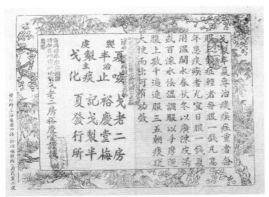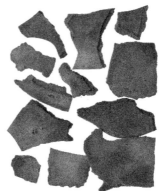

图 331　戈制半夏仿单及成品

图 332 为近代戈制半夏所用外包装。

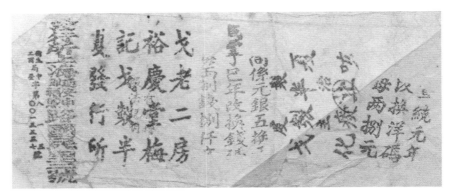

图 332　戈制半夏外包装

目前的戈制半夏处方主要依据《北京市中药成方选集（1961 年版）》，现将书中处方摘录如下。

处方：姜半夏 4 两，龙涎香 1 钱，毛橘红 2 钱，伽楠香 2 分。

制法：以上四味轧细末，用化橘红 5 钱熬水，竹沥水 1 两，红曲兑色，江米面糊成饼，每个重 5 分，晒干即成。

功能主治：舒气降逆，化痰止喘。主中风痰厥，蓄饮呕吐，哮喘咳逆，肝郁胃痛。

服法：每服 1 钱，研粉用温开水冲服。

近代流传最广、最负盛名的戈制半夏工艺处方，首载于《江苏省中药成药标准暂行规定汇编（1964 年版）》，摘录如下。

甲组：漂半夏粉十斤，蔻仁粉四两，西洋参粉四两，肉桂粉四两，母丁香粉四两，沉香粉四两，飞朱砂四两，川贝粉四两。

乙组：竹沥八两，生姜（打汁）三十二两，陈皮二十四两，山楂炭八两，当归（蜜炙）八两，赤芍（炒）八两，白芍（炒）八两，川芎（炒）八两，白术（炒）八两，茯苓八两，甘草二十四两，枣仁（炒）八两，五味子（炒）八两，泽泻（炒）八两，薄荷三十二两，白芷八两，川朴（制）四两，枳壳（炒）八两。

制法：①甲组药除漂半夏粉外，将其余七味细粉混合研和过筛，混合均匀，备用。②乙组药除竹沥另行处理外，鲜生姜打烂取汁。其余十六味，除杂切碎或粉碎，和上述姜渣合并煎煮三次（薄荷分三次后下），压榨、过滤，将滤液静置，沉淀，取上层澄清溶液备用。③取漂半夏细粉加入姜汁、竹沥及上述澄清溶液少量调成薄糊状，再将其余溶液逐渐加入，边加边搅拌，低温加热，煎熬成糊状，倒入缸中，即将甲组药粉徐徐加入，不断搅拌至色泽均匀为度。取出摊在布上呈条带状（阔约二寸，厚约三至四分），晒至八、九成干时，取下布，爆槁（槁暴）晒干即得。

每料可得成品一百七十两。

注意：①本品冬季不宜制造。夏季须及时晒干不宜放久，以免发酵。②忌火烘。

功能与主治：化痰理气。适用于诸种咳嗽痰多，哮喘气急，屡次痰厥等症。

用法与用量：日服二次，每服一至三钱，温开水和服。小儿减半。

禁忌：孕妇忌服。

包装：一两、二两、四两纸盒装封固。

贮藏：置干燥处保存。

2. 骥制半夏

民国时期流行数种半夏制品，骥制半夏独树一帜，蜚声海内。图 333 为 20 世纪 40 ～ 50 年代的骥制半夏，颜色稍浅，表面无字。

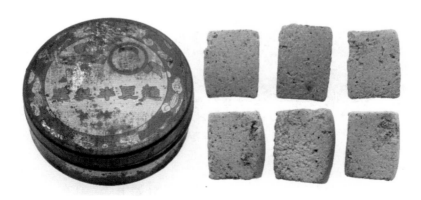

图 333　骥制半夏

图 334 为 1940 年左右的骥制半夏，颜色稍深，出于防伪和宣传字号的目的，表面压制有阳文"骥制"字样。

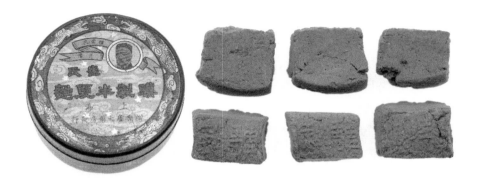

图 334　带骥制字样的骥制半夏

图 335 为 20 世纪 50 年代的骥制半夏曲的说明书。

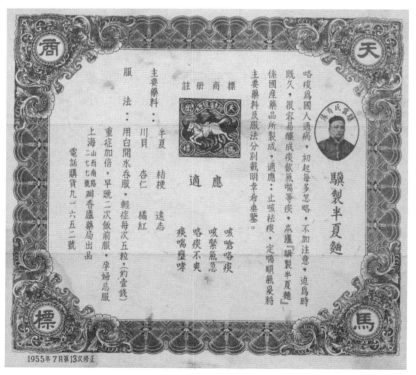

图 335　骥制半夏曲说明书

3. 缪复泰法制半夏曲

缪复泰法制半夏曲在 1859 年（清咸丰九年）开始生产，其在《南充市文史资料》中有详细的记载：主料为半夏，就地取材虽易，但要严格筛选，择其颗粒大、粉性足、无霉变、无虫蚀、脐深者用之，配料也甚考究，如极品白蔻、上桂、广香等药，要在多家药铺挑选始得齐全，炮制过程更是一丝不苟，原料碎粉的粗细、熬汁的时间、浓度等都有严格的工艺要求。特别是对半夏的处理，有其特殊之法，不同于一般法夏之方，一单原药制成半夏曲需 100 ～ 150 天的周期，这与季候有关。因此，通常一年只能生产成药 1 ～ 2 批……缪氏为了保密其处方工艺，历代传子、媳，不传女，初沿成为家规。后代子孙以曲药销路日广，乃分户炮制。有"范记""鸿记""谦记""昌记"等字号，皆冠缪复泰"保宁半夏曲"之名。

成品的缪复泰法制半夏曲，也称保宁半夏曲，淡黄色，质体疏松，四方体，豆大颗粒，气味芬芳浓郁，入口化渣。

1926 年《重修阆中县志》载："缪复泰特制半夏曲能治痨伤咳嗽等症。"《清宫医案》云："光绪三十四年十月初七，慈禧太后染疾，御医张仲之、李德元、戴家喻诊以'四君子汤'引保宁半夏曲三钱煎服。"

中华人民共和国成立后，缪复泰半夏曲依然有所传承，其被收入国家部颁标准（行业标准）并定名为"保宁半夏曲"，成分为半夏（制）、豆蔻（去壳）、砂仁（去壳）、肉桂、木香、丁香、枳实（炒）、五味子、陈皮、生姜、薄荷、甘草等 15 味；性状为方形颗粒，外表米黄色，断面松泡，气芳香，味微甜；具有止咳化痰，平喘降逆，和胃止呕，消痞散结的功效，用于风寒咳嗽，喘息气急，湿痰冷饮，胸脘满闷，久咳不愈，顽痰不化及老年咳嗽等病症。

图 336 为缪复泰法制半夏曲仿单，上有红色印章，印章文字为"不二价，每两制钱二百文"。

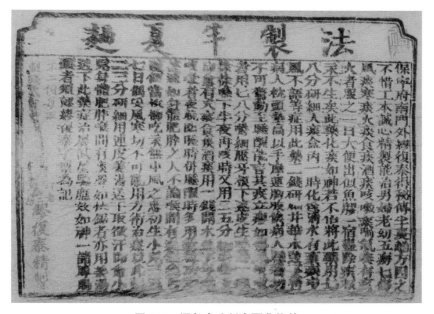

图 336　缪复泰法制半夏曲仿单

图337为复泰新外票，以老三房复泰新记为号。药铺经营日久，名声在外，难免被冒充字号，因此，过去的药铺经常会推出一些防伪措施和方法，增加或更换新说明书就是其中的一个方法。

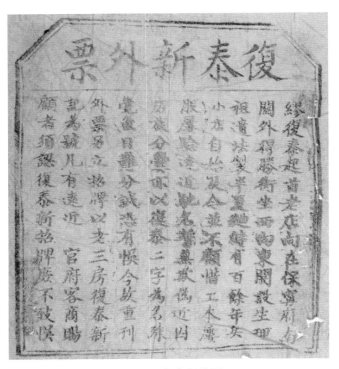

图337　复泰新外票

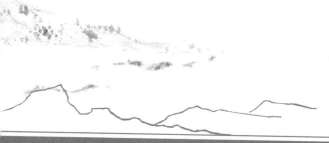

第五章　包装容器、雕版印章与标签说明书

第一节　泼水墨龙

在中医药行业中，药瓶本身有很高的艺术水平及文化内涵，即便是民俗用品，依然充满着劳动人民的智慧。

泼水墨龙是中医药行业的一个典故。清代方士淦《蔗余偶笔》（两淮运署刻本）记载："杭城多火灾，惟朱养心药铺从不被害，相传初年主人精于医，有丐者遍体生疮，哀求诊救，款留调治，百日而愈。临行，为主人画墨龙御火患以报德，掷管而去，不知所在。"

《蔗余偶笔》书影见图 338。

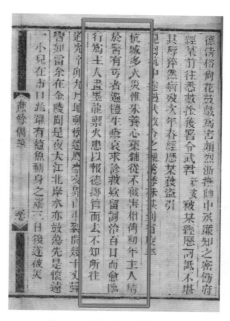

图 338　《蔗余偶笔》书影

图 339 为近代朱养心药室的瓷药瓶，高 4 厘米，中部宽 2.5 厘米，厚 1.5 厘米。瓷药瓶正面为一条活力十足的飞龙，表达"泼水墨龙"的典故，背书"古号朱养心药室"。

瓷药瓶的设计取材古籍记载，将企业文化印在包装容器上，确实很有文化意境。

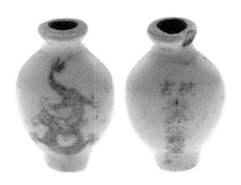

图 339　朱养心药室瓷药瓶

瓶身"药"字是简体，这在近代是很少见的，查《行书字典》发现，宋代苏轼、元代赵孟頫的字帖里就有与今一致的简写了。

泼水墨龙药瓶存世稀少，内容丰富，文化内涵传承有序，值得品味。

第二节　八卦太极青花瓷瓶

过去的瓷瓶上，经常能看到太极八卦的图案，如图 340。细看会发现，太极图是顺时针旋转的，图中的八卦，画的都是三横的乾卦，并且卦数画 5 个、6 个、7 个，数目竟然不是 8 个，这可能是画工为了追求效率的缘故。

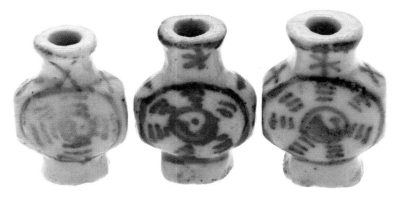

图 340　太极八卦图瓷瓶

当然，瓷瓶上也有画八个卦象的，但是依然是三横的乾卦。太极的旋转方向，有顺时针的，也有逆时针的，见图341。

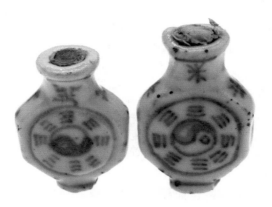

图 341　顺逆时针太极八卦图瓷瓶

阴阳鱼组成的太极图，在明代《六书本义》中的原始名称为"天地自然河图"，又名"天地自然之图"，原书画图为顺时针旋转。

低头看八卦，卦象与各自的方位对应无误。但如果将其贴在房梁上仰头看时，会发现很多卦象与其方向对应有误。过去讲，上梁时画的应该是天盘八卦。所以，一个事物从不同角度看，会有不同的结果。

第三节　"致中和"理念

中国人有崇尚"和为贵"的处世哲学，这种思想也体现在中医药文化中。有人归纳中医药诊疗内涵时提出了"致中和"的理念。

中和，出自战国子思的《中庸》，书云："喜、怒、哀、乐之未发，谓之中。发而皆中节，谓之和。中也者，天下之大本也。和也者，天下之达道也。致中和，天地位焉，万物育焉。"

《备急千金要方·论用药第六》中亦有"古者日月长远，药在土中，自养经久，气味真实，百姓少欲，禀气中和，感病轻微，易为医疗"的记载。

千百年来，儒家思想对中华文化的影响巨大，也对中医药文化产生了深远影响。

我们看一下中医药行业对"中和"的重视，药铺堂号常常带有"中""和"字样。图342中，瓷瓶上的字从左向右分别为致和堂制（背面为兰花图案），塘栖致和堂（背面文字为姚隐壶制），塘栖致和堂（背字为痧气灵单），饶州张致和（背面文字为神效痧药）。此类药瓶整体高3～5厘米。

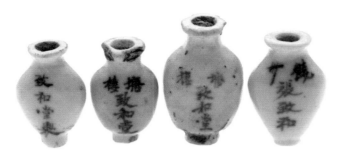

图 342　带"中"与"和"字样瓷瓶

　　因为有些字重复使用率过高，全国各地都有重名的堂号。不同城市的堂号重名，冠以地名加以区分，如塘栖致和堂，饶州致和堂等。而同一城市如果出现字号重复，则有多种区分的方法，比如，按时间区分，先开设的称为"老某堂"，或按同一城市的方位来区分，比如"东某堂""西某堂"等，或者堂号加上店铺老板的姓氏，如"姚致和堂"等。

　　图 343 中，瓷瓶上的字从左向右分别为汉口中和堂（背面文字为平安散），长沙养天和（背面文字为痧药），保和堂（背面文字为闵三杰）。

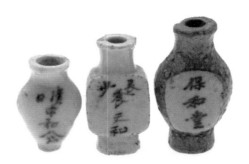

图 343　带堂号的瓷瓶 1

　　图 344 中，瓷瓶上的字从左向右分别为颐和堂赠（背面文字为纯阳正气丸），江右洗马池饮和堂（背面文字为灵通痧药），三和堂（背面文字为三和）。

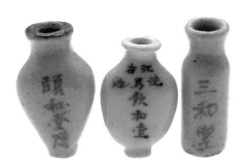

图 344　带堂号的瓷瓶 2

图 345 中，瓷瓶上的字从左向右分别为"汉口陈仁和"和"佛镇人和堂"（背面文字为八宝丹）。

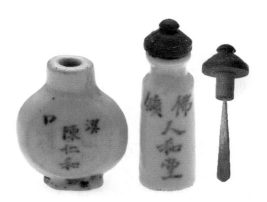

图 345　带堂号的瓷瓶 3

中和，在哲学上层面是极具深意的，在医药领域也不简单。中，可以理解为最高的恒定、稳定的境界；和，则是由于某种原因打破了这种平衡，需要使其恢复到原境界的过程。以上为个人理解，仅供参考。

第四节　葫芦与中医药

悬壶济世的典故从卖药葫芦而来，可以理解为悬壶源于葫芦。人们常说的"葫芦里卖的是什么药"，也是把葫芦与中医药紧密联系到一起。

葫芦与中医药联系的原因有以下几点：①葫芦形似"吉"字，故名大吉瓶，有大吉大利的意思。②葫芦谐音福禄，过去"三星高照"，指的是"福、禄、寿"三星。其中的福，与传统民俗讲的五福临门的福，都包含多种含义。《尚书·洪范》记载，"五福，一曰寿，二曰富，三曰康宁，四曰攸好德，五曰考终命"，大体是"长寿、富贵、康宁、好德、善终"的意思，有人简称为"寿富康德善"。③葫芦藤蔓绵延，结子繁盛，取谐音"福禄万代"，寓意生活美好，大吉大利。④葫芦本身可以入药，有利水消肿的作用。

过去中药的包装容器也时常被做成葫芦的形状。

图 346 为晚清民国时期的锡质葫芦，包浆厚重。

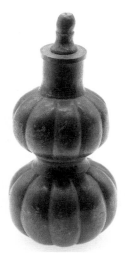

图 346　锡质葫芦

第五节　老药铺的雕版与印章

古今的商业活动，不同单位之间需要有证明单位行为的印章。我们现在称为公章（目前的公章主要指机关、团体、企事业单位的办公用章），除正式的公章之外，还有很多其他的印章。据清代炮制专著《办理易晰》记载，一个药铺的印章有时可达数百种，除具有办公文书意义的印章外，还有很多其他用途的印章。

过去药铺、医局的印章一般不大，长度多为几厘米大小，形状不定，根据所雕刻的内容形式，主要有三大类，分别是文字类、图画类、图文类。

文字类的印章，如公章，证明相关事宜与本铺、堂、局、号有关。还有一些包含其他内容的印章，一般以文字为主，如介绍本堂字号、经营理念、药品价格、药物用法、告示通知、吉祥用语等，有时稍加纹饰，如"本堂所售，兑出不退""真无二价""药无二价""货真价实""大吉大利""财源广进"等。

图画类的印章，主要是以图来表达某种信息或商家意思，比如麒麟送子印章，表达了传统的吉祥愿望。

图文类的印章，则包括了以上两种类型印章的内容，图文并茂，也是过去药铺、医局常用的印章。形制主要有葫芦形，树叶形，人物形等，人物形常为天官形象，天官双手执旗胸前，旗上空白无文字者少见，一般旗上多写有本堂堂号，如"长春堂""聚丰号"，或旗上镌刻"天官赐福""一本万利"等吉利词语，罕有使用人名者。

本书展示的印章，年代皆为近代，同时，为方便读者阅读，一律水平翻转，不再单独注明。

图 347 为晚清民国时期的荣春棠木雕版，长 14.3 厘米，宽 14.4 厘米，高 3.2 厘米。

上部横书"荣春棠"，下部自右向左阳文竖镌"本堂拣选各省地道药材，精制洁净咀片，虔修应症丸散膏丹，种种药材俱系遵古炮制，依方修合，不惜工本，童叟无欺，赐顾者须认明本堂字号庶不致误"，右侧镌刻"开设在岢岚县城内鼓楼前小西街坐北向南有红字招牌便是"。

雕版中部偏右，约有两列多一些的留白，如有其他印章内容可以继续加印，比如本章一般加盖在中药的门票（包装纸）上，留白的部位，可以加盖药物名称或补充其他文字。

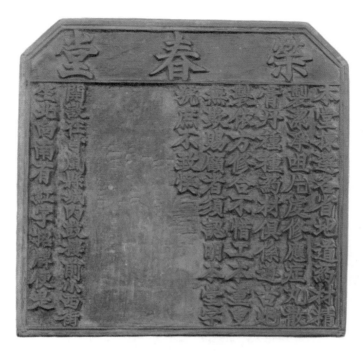

图 347 荣春棠木雕版

图 348 中，左侧印章中间刻"民安堂"，长 6 厘米，宽 5.6 厘米，高 5.2 厘米，两侧刻"泡制鲜明熟药，铺在垌心开张"。中间印章中间刻"茂生堂"，两侧刻"督办道地药材，各色丸散发兑"，长 7.5 厘米，宽 5.1 厘米，高 4.2 厘米。右侧印章刻"安边野山老树绿水贡桂"，是道地肉桂的专用章，长 8 厘米，宽 2.4 厘米，高 4 厘米。

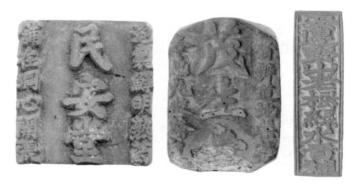

图 348 印章 1

图 349 中，左侧印章刻"程家药房，许仙为记"，长 8.2 厘米，宽 2.6 厘米，高 3.8 厘米。中间印章为程家药房的闲章，葫芦形"程记"，长 2.6 厘米，宽 1.5 厘米，高 4.5 厘米。右侧印章刻"济生堂"，长 3.6 厘米，最宽处 1.8 厘米，高 3.9 厘米。

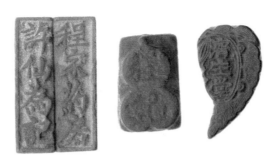

图 349　印章 2

图 350 中，左侧印章刻"药材老店"，字号脱损，印章长 10 厘米，宽 10.5 厘米，高 2.8 厘米。中间印章上部横刻"福生堂"，下部中间刻"膏丹丸散"，下部两侧刻"大小方脉，内外杂症"，长 7 厘米，宽 4.9 厘米，高 2.9 厘米。右侧印章上部横刻"杨源"，下部刻"辉生药号，咀片丸散"，长 5.8 厘米，宽 3.4 厘米，高 2.4 厘米。

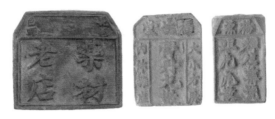

图 350　印章 3

图 351 中，左侧印章"壹剂"与中间印章"代五十文"同出于一家药铺，用于提示患者服用剂量。左侧印章长 2.4 厘米，宽 1.5 厘米，高 2.5 厘米。中间印章"代五十文"，类似今天发行的代金券，是商家的一种促销手段，印章长 3 厘米，宽 1.2 厘米，高 3.3 厘米。右侧印章上部横刻"药师"，下部刻"曹宣讲具"，长 5.4 厘米，宽 1.8 厘米，高 4.3 厘米。过去的药师印章，无论是中药师还是西药师印章，较少存世。

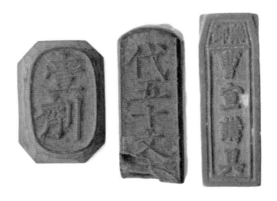

图 351　印章 4

图 352 中，由左至右第一个印章刻"振民医局"，长 3.1 厘米，宽 1.8 厘米，高 2.7 厘米。第二个印章刻"挂号"，长 10 厘米，宽 2.6 厘米，高 5.5 厘米。第三个印章刻"再诊原方"，长 3.7 厘米，宽 1.1 厘米，高 3.4 厘米。第四个印章刻"李惠东诊"，长 2.8 厘米，宽 2.8 厘米，高 3.5 厘米。

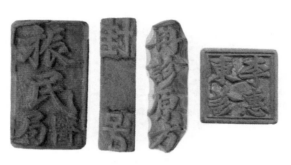

图 352　印章 5

一般药铺都有财神章或天官赐福章，雕刻财神或天官，双手执一个斜挂着的小旗，旗子里面一般写有该药号的堂号，或者写"天官赐福""大吉大利""一本万利"等吉祥语句，主要用在财务账单、日常文书、药物说明书等处。

图 353 中，左侧印章为水牛角材质，刻"天官赐福"，长 5 厘米，宽 3.2 厘米，高 4.5 厘米。右侧印章为木质"一本万利"印章，长 3.2 厘米，宽 1.8 厘米，高 4.3 厘米。

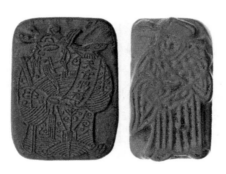

图 353　印章 6

堂号公章大都是纯文字的，最多也就是印章边上有一些装饰纹理，而图文类闲章，多以图为主，且印章的外形多变。

这类闲章，一般都是吉祥如意等意境的内容，或者体现传统道德文化内涵，如带有"忠诚""仁义"等文字，主要起到吉语、说明、提示等作用，多用于日常往来各类文书、药品说明书等地方。

图 354 为晚清民国时期广济堂药物仿单，长 21.3 厘米，宽 22.7 厘米。仿单文字有"广济堂，昌邑城西离城五里高家道照庄"（今山东省昌邑市）。右上角红章为天官赐福章，天官手执条旗，上书"广济堂"（放大图为右侧图）。左下角两枚红色

印章，上部印章文字为"广济堂记"，下部印章文字为"告知四方仁友，今有无耻之徒假冒此膏，凡购药名须认本堂印记为要"。

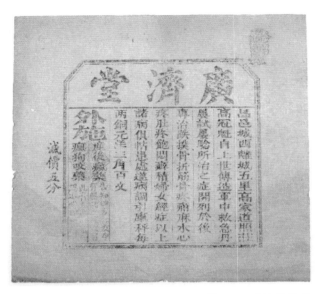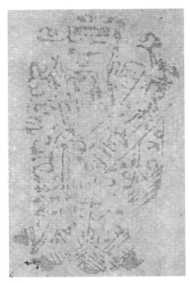

图354 广济堂仿单

与剂型成药相关的印章，大多印在药物包装上，说明该药名称、用法、制作堂号等。

图355中，左侧印章刻"豫盛药号杜煎龟胶"，过去经常见到"杜煎"字样，该词多为熬胶时所用。有关"杜"字的解释，说法不一，有人说用一种杜梨木为柴煎煮而成的胶称为"杜煎"，也有人说是某"杜"字号的药铺所煎煮的药，称为"杜煎"。从全国各地的使用情况来看，"杜煎"还有自己本家制作的意思，意思是自己做的质量更好，不是从别人那里进的货。中间印章下部中间刻"八珍益母膏"。右侧印章刻"此是红药面撒在膏油中间贴于患处皮肤上"。

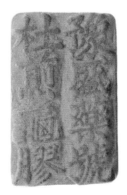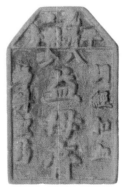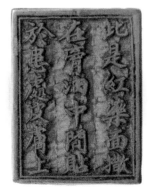

图355 印章7

　　图 356，由左向右，第一个印章刻"止血埋口生肌散"，长 3.5 厘米，宽 1.3 厘米，高 4 厘米。第二个印章刻"蜈蚣拔毒膏"，长 4.4 厘米，宽 1.3 厘米，高 2.9 厘米。第三个印章刻"化腐生肌膏"，长 4.2 厘米，宽 1.4 厘米，高 3.2 厘米。第四个印章刻"力马追风膏"，长 6.1 厘米，宽 1.3 厘米，高 3.3 厘米。第五个印章刻"真正化血风寒膏"，长 8.7 厘米，宽 2.1 厘米，高 3.3 厘米。

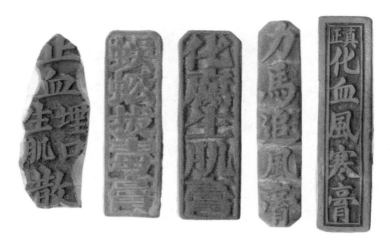

图 356　印章 8

　　图 357 中，左侧印章刻"长生堂制造万应神曲仁记"，长 4.6 厘米，宽 3.6 厘米，高 3.1 厘米。右侧印章刻"海马鹿茸膏"，长 9.2 厘米，宽 5.4 厘米，高 1.7 厘米。

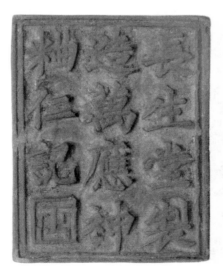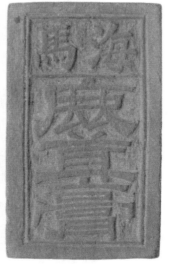

图 357　印章 9

图 358 为牛角雕刻，文字内容为"永和药号拣选参茸燕桂咀片丸散自熬虎鹿龟胶"。

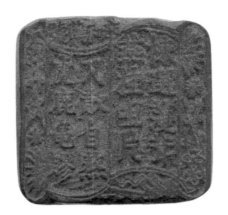

图 358　印章 10

第六节　饮片与成药包装欣赏

近代的中药饮片与成药包装，材质丰富，形质各异，材质大体为铜、铁、锡、木、玻璃、陶瓷等，名贵的药物还有用银包装的。直接接触药物的材质则为普通的纸及蜡纸等。目前，存世的相关器物以陶瓷材质者居多。

图 359 为六角刻花铜瓶，制作精美，多用于装存名贵中药，或作为鼻烟壶使用。

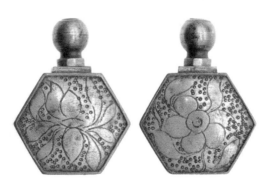

图 359　六角刻花铜瓶

图 360 为德成□云紫金锭，瓷瓶包装，里面应该为眼科用药，瓶身标签有药物名称及厂家字号，个别字迹模糊难辨，以"□"代替，背面为外圆内方的古钱制式。古钱币可用于治疗眼疾，所以有人形象地比喻古钱功效为"见钱眼开"，瓶体以此为装饰图案，或有此意。

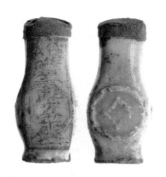

图 360 德成□云紫金锭瓷瓶

中国有四大药堂，这四大药堂在中医药历史上具有重要地位。图 361 中的瓷瓶，从左至右分别书有"陈李济""雷允上""胡庆余""同仁堂"。

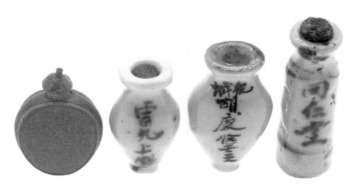

图 361 四大药堂瓷瓶

存世的很多药瓶，大都是过去的实用器具，最常见的莫过于酒瓶了。图 362 中基本是当时流行的酒瓶，因为器形比较典型，以至于瓶子本身就有酒一样的名字——"玉壶春"瓶。因为瓶口、容易碰碎破损，为了美观，有人直接将瓶顶端磨去，即成右侧图式。这类瓷瓶经常被用来盛装中药。

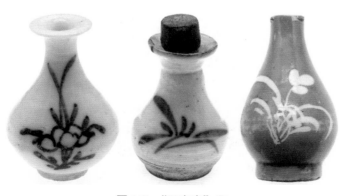

图 362 "玉壶春"瓶

也有药铺会找厂家定制装药的容器，以 4 ～ 5 厘米的小瓷瓶居多。医生自用的药瓶比较大，一般就地取材，如用酒瓶、头油瓶等洗净后贴上标签盛装药物，见图 363。

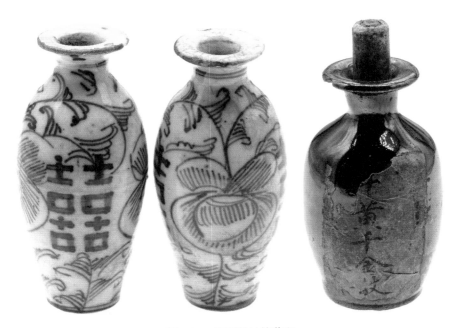

图 363　就地取材的药瓶

图 364 为吕岱宗秘方补元膏罐，釉下墨书"吕德寿堂康记杜制"。

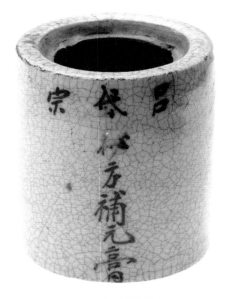

图 364　吕岱宗秘方补元膏罐

图 365 为桂圆膏罐，福建地区盛产桂圆，于是就有相关器物存世。

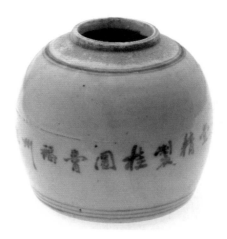

图 365　桂圆膏罐

图 366 为太子参木盒。

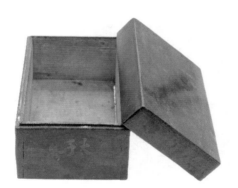

图 366　太子参木盒

图 367 为西砂王木盒。

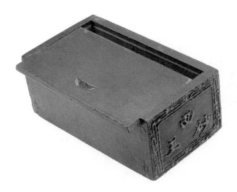

图 367　西砂王木盒

第七节　饮片仿单欣赏

在本书第三章"近代抓药多单包"中详细介绍了饮片内票的使用，内票一般边长 1 寸（3.33 厘米），上面注明饮片名称、功效、主治等基本内容，调剂抓方时放到一张纸上连同饮片一起包好，当处方所有药物调剂完成后，再统一包成一剂的大包。

有时，调剂不用内票，而是直接将内容印在包装纸上，因为可以让人在外面直接看到，所以当时称这种包装纸为"外票"，亦可称"仿单""说明书"，仿单整体大小相近，长约 15 厘米，宽约 18 厘米，近正方形。为了节约版面，本章节部分图片原空白部分适当裁去。

图 368 为民国时期上海九和堂的全当归仿单，用于包调剂好的当归饮片。

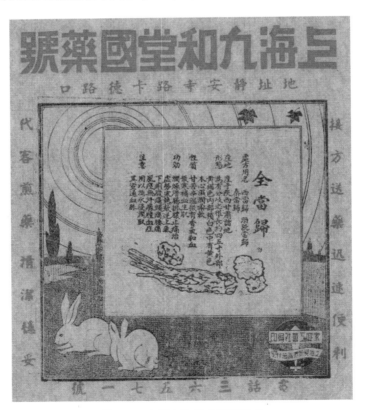

图 368　上海九和堂全当归仿单

上海九和堂全当归仿单主要内容：

全当归，处方用名：西当归、酒洗当归、秦当归。

产地：产于陕西、甘肃诸地。

形态：为有分歧之根，长约四五寸，外部黄褐色，内部类白色，中有黄色木心，湿润柔软。

性质：甘苦辛温，微有香气，和血散寒，补血生肌。

功效：润燥滑肠，排脓止痛，治虚劳寒热，咳逆上气，下痢腹痛，头痛腰痛，风痉无汗，痈肿血症。

注意：用以酒水浸润，取其宣通血脉。

仿单明确了当归的处方用名，这里要注意的是，处方用名有多个，但不是一个东西，其中有"酒洗当归"，文后特别强调的"注意"，明确了酒水浸润可以宣通血脉，这个"注意"里提到的操作，可以理解为前文"酒洗当归"的具体炮制方法。

图 369 是野于术和天生祁术仿单，祁术、于术即白术。图 369 左侧，主要内容："王福春，野于术，浙于野术，天然清芬，禀赋中和，苦甘，纯温，补脾燥湿，益气生津，主治较广，功效乃神。"

图 369 右侧，主要内容："天生祁术，产自祁门，天生者良，治风寒湿痹，健脾益胃，补气祛痰，诸虚百损，女科胎产经带，一切血证。生用除湿，炒用补脾。"

红戳为"真不二价""法制门市饮片，虔修丸散膏丹"。

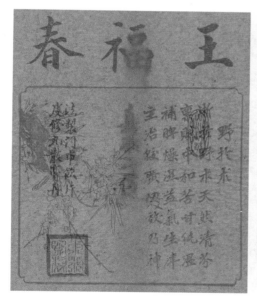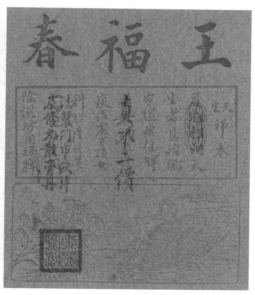

图 369　野于术和天生祁术仿单

图 370 为白芷仿单，仿单右下角，可以看到白芷的药材与饮片图，白芷饮片的切制方法为先横切成段，再将段纵切成片。

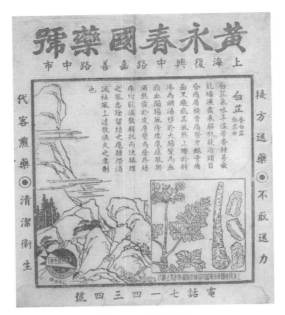

图 370　白芷仿单

图 371 为保和堂甘草仿单，两侧写着"遵古炮制清洁饮片，丸散膏丹参茸俱全"，仿单前段主要内容："甘草，味甘，生用气平，补脾胃不足，而泻心火。炙用气温，补三焦元气而散表寒……"

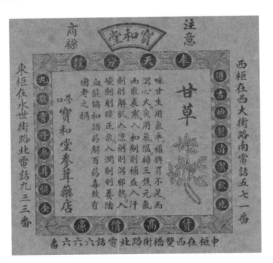

图 371　保和堂甘草仿单

图 372 为上海同保康国药号竹茹仿单，仿单前段主要内容："竹茹（旱竹茹，姜竹茹，鲜竹茹，竹二青），竹茹为竹竿上第二层之竹皮，色淡黄，有平行之线痕，因刨刮之关系，每条作数个环状……"

仿单左侧画面为青竹，右侧为一人执双柄刮刀在向自己身体的方向刮取竹茹。

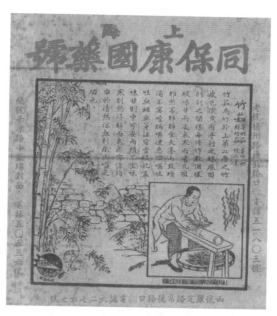

图 372　上海同保康国药号竹茹仿单

　　图 373 为广陈皮和橘红仿单，左侧图主要内容："广陈皮（新会皮，上广皮，甜广皮，广皮皮）。说明，陈皮即橘皮，系橘属浆果之果皮，产于广东新会，取新会橙制者为最佳，故名广皮，又名新会皮。功能，理气化痰，燥湿行滞，开胃健脾，为胸痞、停痰、呃逆、胃呆之要药，唯本品须用陈者，因陈久者，则其辛烈之气可以减少。"

　　右侧图主要内容："橘红（薄橘红），橘红系橘皮之去白者，皮薄纹细，色红润，多筋脉。性味苦平，功能化痰利气，祛油腻，解蟹毒。凡肺寒咳嗽，伤寒食积噎嗝呕吐，服之颇效。"

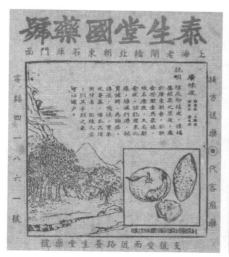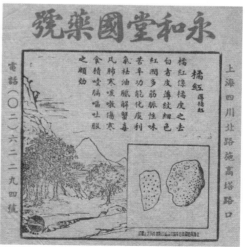

图 373　广陈皮和橘红仿单

图 374 为广和祥赖氏化州白毛橘红仿单，图中主要内容："专治痰咳痰积，调中快膈，理气导滞，定呕止嗽，利水破症，宣通五脏，为百病之要药也。"红字为"真不二价""出门概不退换，香气粉霜鲜物"。

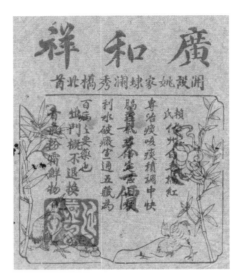

图 374　广和祥赖氏化州白毛橘红仿单

图 375 为桑叶和炙桑叶仿单，左侧图主要内容："桑叶（又名霜桑叶），采经霜后之山桑树叶，故处方多名霜桑叶。主治寒热，通关节，治咳嗽，消渴，赤眼，疮痈，止盗汗，止金创血。煎汤洗目，去风泪；洗手足去风痹；末服止盗汗；烫火伤烧枯油调敷；吐血茶煎汁放冷服。每服三钱。禁忌，凡火衰气弱、肺家虚寒者勿用。"

右侧图主要内容："炙桑叶，利五脏，通关节，除寒热，出汗，清头风，明目，止霍乱腹痛，疗肺毒风创等症。"

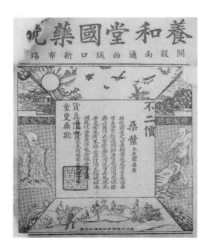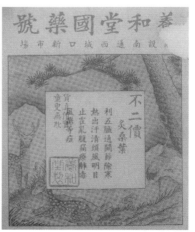

图 375　桑叶和炙桑叶仿单

图 376 为枸杞子和天竺黄仿单，左侧仿单中部线描"货真价实"。右侧仿单中心线描"益寿而康"。

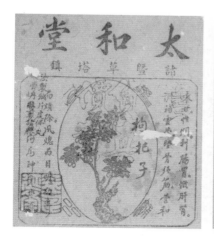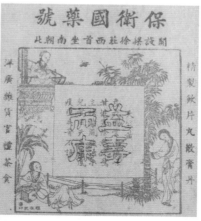

图 376　枸杞子和天竺黄仿单

图 377 为鲜生地和大生地仿单，左侧图主要内容："鲜生地，基本，系生地之鲜根须中含水分甚富。性质，甘寒。效能，生津止渴，滋阴增液。应用，热渴昏沉口燥烦渴，舌苔光绛，肺胃实热。"

右侧图主要内容："同保康国药号，大生地（顶生地，原生地、生地炭）。"

看得出，两个药号所售的生地黄都是细长的，属于野生品种，目前此类商品市场偶见。

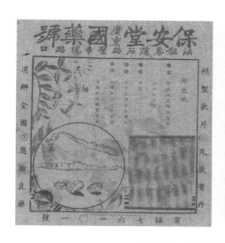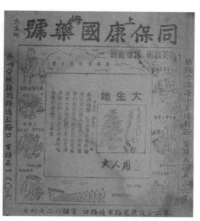

图 377　鲜生地和大生地仿单

图 378 为大熟地仿单，图中主要内容："无量寿国药号，大熟地，处方用名，熟地黄，怀熟地，九制熟地，酒蒸熟地。"

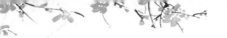

从仿单中可以看出，图 378 中的熟地黄呈团块状，多为家种品，与前面生地黄的性状有较大差异。

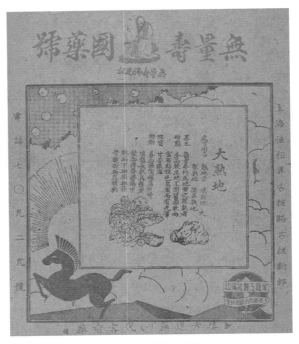

图 378　大熟地仿单

图 379 为连翘和义聚黄芪仿单。有的大药号有自己的印刷企业，稍小一些的就去专业印刷企业购买已经印好的无堂号的仿单，任何药铺都可以使用，调剂后加盖印记，以示负责，如图 379 左侧仿单。

貌似当时的饮片也在打品牌，如图 379 右侧仿单。

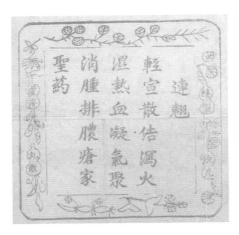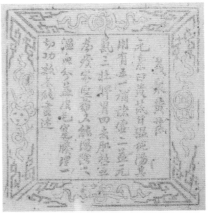

图 379　连翘和义聚黄芪仿单

图 380 为六神曲仿单，图中主要内容："六神曲（神曲、六曲、陈曲、焦六曲、炒六曲）。昔人用曲多以造酒，后医乃造神曲，专供药用。所谓六神者，白虎（白面）、青龙（青蒿）、朱雀（赤小豆）、玄武（杏仁）、勾陈（苍耳）、腾蛇（野廖）是也。"

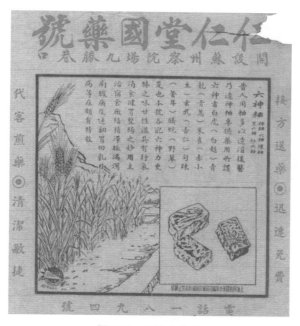

图 380　六神曲仿单

第八节　中成药仿单欣赏

图 381 为天德堂的中药仿单"加味女金丹"，年份为清康熙壬午年（1702 年），仿单年份较早，极为珍贵，有很大的参考、收藏价值。

需要注意的是，过去虽然各大药堂几乎都有自己的丸散膏丹药目，大体是其所生产经营的药物仿单合集。但是，单独的药物仿单，与药目的内容有所不同，仿单的内容更丰富。图 381 仿单文字内容如下，加注部分仅供参考。

加味女金丹：

阴阳和顺，万物蒙生，气血充足，广育子嗣，此必然之理也。然妇女经水不调，胎孕不成，皆由气血虚弱，方以不能受胎，总[1]受亦不能全育矣。欲调经求嗣者，先服此药，专治妇人经水不调，赤白带下，血漏山崩，虚寒无子，胎前血虚头疼，呕吐恶心，身热，咳嗽，脾虚腹胀，腰酸腿疼，胎漏下血，常[2]患小产大产艰难，产后血迷眩晕，胎衣不下，败血上冲，胎产作痛，恶露不尽，儿枕不消，饮食无味，四肢浮肿，一切胎膊[3]产后之症并皆治之。

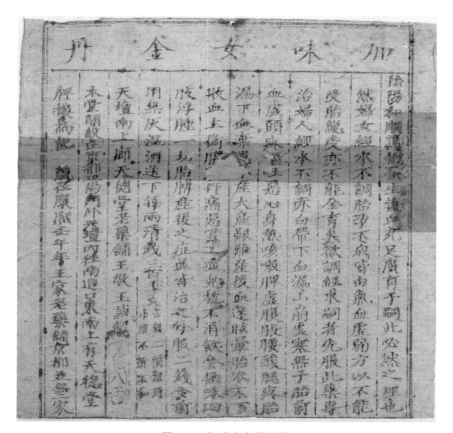

图 381　加味女金丹仿单

每服二钱。食前用无灰温酒送下。

每两清钱三百五十文（言无二价，银两市价不折不扣）。

天坛南上廊，天德堂老药铺王敬、王成制。（本段原文下方为红色钤印"一包八两"）。

本堂开设在京都正阳门外，天坛内往南进口，东南上有天德堂牌楼为记。

岁在康熙壬午年，王家老药铺，京都并无二家。

注：

［1］总：按文意可为"纵"，纵然、即使的意思。

［2］常：原稿文字难辨，具体可参看原文。

［3］膊：存疑。

仿单阐述了所治疾病的病因病机、临床症状、本药适应证与用法用量，以及药铺地点、营业时间等。由此可以领略到清初的药品仿单风格特点，清中期至民国一直延续传承该模式。

当时药铺流行前店后厂模式，自创方药，可以根据情况加减制做成药，因为此仿单药品在女金丹基础上进行了扩充，所以商家对该药定名为"加味女金丹"。

仿单的字体，不是当时刻板的主流字体，飘逸的字体带着些许随意，类似今天的广告体，说明当时也存在各种广告体，这对于研究清代早期的"医药广告艺术字"具有非常大的价值。

清康熙年间的仿单，在北京是很少见的。

仿单的堂号"天德堂"，是不是很眼熟？该堂号经常被仿制，多印于青花罐、坛上，真品老货少见。因为在清康熙年间就自称为老铺，所以普遍认为天德堂明代即有，在清代初期已是当时的老字号。

女金丹作为历史上常用的方剂之一，多部著名医籍都有记载，方药组成也大同小异。现将明代《韩氏医通·方诀无隐章第八》的女金丹相关记载摘录如下：

女金丹（此古方胜金丸，武夷翁授予配制之法）：藁本，当归，赤石脂（赤白均可），白芍药，人参，白薇，川芎（不见火），牡丹皮，桂心，白芷，白术，白茯苓，元胡索，没药，甘草，以上各一两。十五味，除石脂、没药另研外，余皆以醇酒浸三日，烘晒干，为细末，足十五两。香附子（去皮毛，以米醋浸三日，略炒，为细末，足十五两）。

古代的很多有效方剂，包括百年老药铺的经验，历代皆有传承。中华人民共和国成立后，经过行业的重新规范，对北京地区流行的有效方剂重新调研整理，形成了《北京市中药成方选集》，其中就有女金丹的记载，原文摘录如下：

女金丹：

处方：玄胡索（醋炒）、白术（炒）、官桂、川芎、白芍、茯苓、没药（炙）、丹参、熟地、鹿角霜、吴茱萸（炙）、阿胶（炒珠）、藁本、白芷、甘草、赤石脂（煅）、白薇各 3.5 千克，橘皮 7 千克，当归 7 千克，香附（炙）10.5 千克，人参（去芦）1 千克，益母草 10 千克，砂仁 2.5 千克，党参（去芦）2.25 千克。

制法：上药二十四味，共研为细粉，过罗，炼蜜为丸，重 9 克。

功能主治：调经养血，温暖子宫。治子宫寒冷，经期不准，腹痛腰酸，四肢无力。

用法用量：每服 1 丸，日服二次，温开水或姜汤送下。

《北京市中药成方选集》女金丹，基本包含了《韩氏医通》的女金丹处方药味，将韩氏方中的牡丹皮换成了丹参，并且增加了阿胶、熟地黄、党参、益母草、砂仁等药物。因此，《北京市中药成方选集》整理的女金丹处方很可能就是"加味女金丹"的实际处方。

通过处方功能主治的对比，可以清晰地看到古今方药在功能主治描述上的巨大差异。过去为了让人清楚地知道药物的主要作用，更多描述了与患者疾病相关的主要临床症状，这样在商业经营中容易对症选药，更好卖货；现在则偏于较为精确地描述药物的主要功能，主治的内容相对描述较少。

图 382 为拨云退翳散和平胃丸仿单，左侧仿单写有"汉口叶开泰拨云退翳散"，

黑色圆形印记"修合虽无人见，存心自有天知"，红色圆形印记中心为太极图案并印"货真价实"。

右侧仿单写有毛笔处方，仿单左右边框印有"业为传家修合岂容昧己，事关济世相交何敢欺人"。

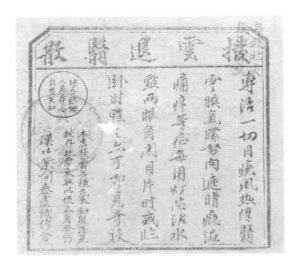
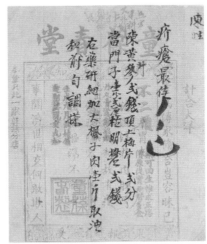

图382　拨云退翳散和平胃丸仿单

图383为沉香化气丸和桂附八味丸仿单，左侧仿单边框上下印有"修合无人见，诚心有天知"。

右侧仿单边框左右印有"修合虽无人见，存心自有天知"。

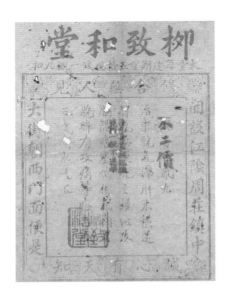
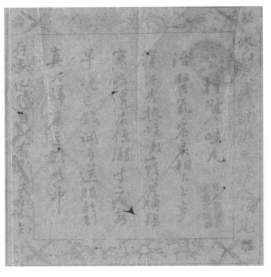

图383　沉香化气丸和桂附八味丸仿单

图 384 为杜煎黑驴皮胶和万应午时茶仿单，左侧仿单上印有"洋童涵春堂""杜煎黑驴皮胶"，可以看出，当时商家宣传自己熬阿胶所用的驴皮是黑色的。杜煎，从目前文献的语句分析，大体是自家制作的意思。边框亦印有"修合虽无人见，存心自有天知"。

右侧仿单上印有"成都义生药号""万应午时茶"。

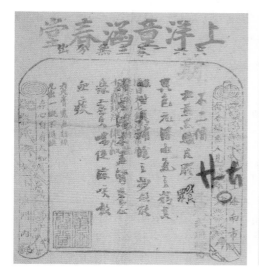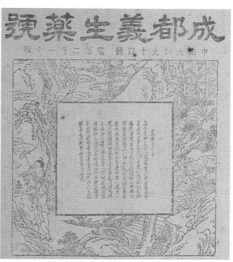

图 384　杜煎黑驴皮胶和万应午时茶仿单

图 385 为枳实导滞丸，仿单印有"国泰参药号""枳实导滞丸"，中部线描为"提倡国药"，从中可以看出当时本土中药行业受到的冲击和影响。

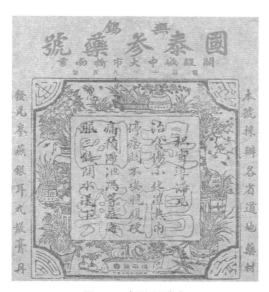

图 385　枳实导滞丸

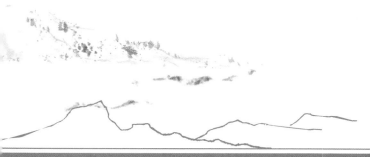

第六章　行医医疗

第一节　游医摆摊图式

以前将谋生的职业或手段分为八门，分别是惊、疲、飘、册、风、火、爵、要。当然，由于地域文化的差异，各地分法有时稍异。如要门，也有称遥门、疲门、皮门。其中，在社会上以医药为谋生手段的，归属皮门。中华人民共和国成立初期，人们将社会的行业笼统分为五大类"工农商学兵"，情况大体相似。

本章节介绍过去游医到处游走，行医卖药摆摊的一些比较通用的规矩，供同仁参考。个别地区另有一些规矩方法，有的形式与下文介绍的内容有相似之处，有的则有较大的不同。

过去有句话，叫"师傅领进门，修行在个人"，想要入某行业，必须得有师傅带入门才行，带入门，就是教徒弟一个谋生的技艺和手段。所以，过去的徒弟对师傅非常尊敬，甚至要给师傅养老送终，因此有人用"师父"来表示师徒关系，和现在的"师傅"内涵不一样。

师父会传授徒弟基本的江湖规矩，懂了这些，徒弟才能出去"走江湖"（行医卖药），否则出去了会四处碰壁，无法生存。

过去摆摊卖药，药摊摆放符合规则，会被认为是同行，可以减少很多麻烦。如果不懂江湖规矩，摆摊卖药时，没有按照一定的规则摆放，可能贩卖经营会遭遇各种不顺，甚至药摊也可能被收走。

即便是摆摊样式对了，有时依然会有同行来"盘道"。盘道是江湖术语，过去叫江湖春典，也就是平时人们说的"黑话"。简单一点的会问三教是哪三教，九流是哪九流？专业一点的会问膏药有几张，在什么地方？回答：天下只有三张半。还可能会问膏药都有几种颜色？回答：膏药有红、黄、蓝、白、黑五色。或者问膏药是谁熬的？回答：华佗先师熬的。凡此种种，很多江湖黑话必须对得上才行，否则当地人会认为你是冒充道上的，不让你做生意。

过去有"宁舍一锭金，不舍一句春"的说法，这里的春，指的是江湖春典。直译过来就是宁可给别人一锭黄金，也不告诉别人江湖春典。

多年来搜集的游医行医卖药的规矩资料整理如下。

1. 第一图式

图 386 为第一图式，第一排摆放三个药袋或药罐等物品，第二行摆放五个，第三排摆放四个，其余的各类药物摆放在周边。第一排与第二排表示三皇五帝；第二排与第三排表示五湖四海，也就是第二排的五，与前面连起来解读为五帝，与后面连起来解读为五湖。所以书写的时候经常标注为"五帝五湖""五帝湖""五湖帝"等，意义相同。

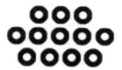

图 386　第一图式

2. 第二图式

图 387 为第二图式，前三排形如第一图式，第四排摆放书目为九，寓意九流，第五排摆放书目为三，寓意三教。整个图式寓意三皇五帝、五湖四海、九流三教。

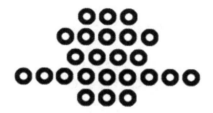

图 387　第二图式

3. 第三图式

图 388 为第三图式，在第一图式的基础上，第四排摆放数目为八，表示八大相家，这一排可以呈直线排列，也可以稍弯曲排列，本排代指当时社会上对行业进行的整体划分，包括金、皮、礼、赞、风、火、途、遥。其中，金，指的是从事算命的行业；皮，指的是药材行业；赞，指的是大小方脉等，由于南北地方差异，各地分法或有不同。

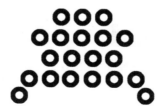

图 388　第三图式

4. 第四图式

图 389 为第四图式，在第一图式的基础上，第四排摆放药袋或药瓶的数目为十三。表示十三代名医。这里的十三代名医，不同地区、不同时期稍有不同。这里介绍的是一个手抄本所写的十三代名医，标题为"十三代名医受皇封为正"。十三代名医为①李老君；②岐伯；③雷公；④孙思邈；⑤皇甫谧；⑥王叔和；⑦扁鹊；⑧张仲景；⑨华佗；⑩李东垣；⑪刘完素；⑫王好古；⑬滑伯仁。

这里需要注意的是，十三代实际指的是十三位，不是十三个朝代。同时，还要注意的是，不同地区、不同时期的十三代名医不尽相同。另外，名医排列时也不是按照历史顺序排列的。

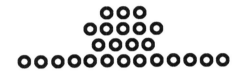

图 389　第四图式

5. 第五图式

图 390 为第五图式，前三排代表三皇五帝、五湖四海，第四、第五、第六排代表十三代名医、九流、三教，最后两排表示八大相家、七星照月。

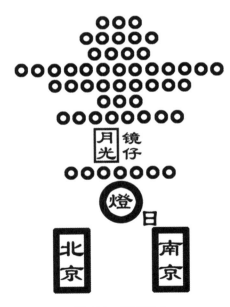

图 390　第五图式

6. 第六图式

图 391 为第六图式，表三皇五帝、五湖四海、三星。

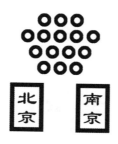

图 391　第六图式

7. 第七图式

图 392 为第七图式，表示三皇五帝、五湖四海、十三代名医、二十四位诸天。

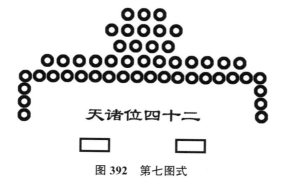

二十四位诸天

图 392　第七图式

8. 第八图式

图 393 为第八图式，表示三皇五帝、五湖四海、十三代名医、九流、三教、八大相家。其中，个别地方在抄写记录过程中，为了保密，没有明确标注，内容只有当时的行内人士才能看懂。

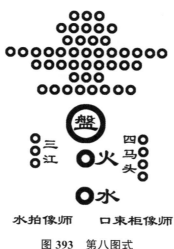

三江　　盘　　四马头

火

水

水拍像师　　口束柜像师

图 393　第八图式

9. 第九图式

图 394 为第九图式，表示三皇五帝、五湖四海、七星望月。

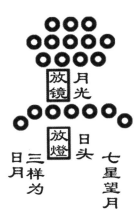

图 394　第九图式

10. 第十图式

图 395 为第十图式，表示三皇五帝、五湖四海、十三代名医、天下十八省（亦代指十八罗汉）。

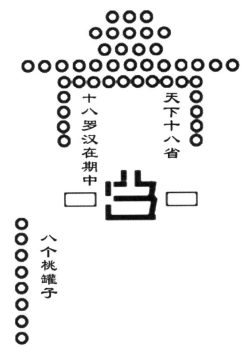

图 395　第十图式

11. 第十一图式

图 396 为第十一图式。摆摊卖药，免不了要吆喝，各地吆喝的口诀不固定，大都是自己编写的，吆喝自己的商品特色等内容。其中，夹杂着江湖术语，主要是让同行知道，自己也是江湖道上的人，有事互相关照下。

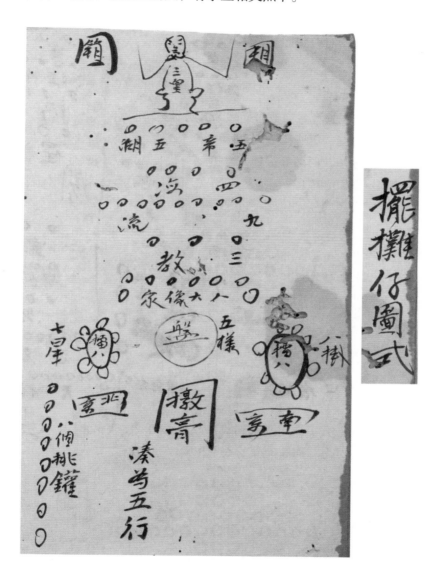

图 396　第十一图式

12. 第十二图式

图 397 为第十二图式，是清代江湖游医卖药时的地摊摆放样式。

第一、第二、第三、第四排分别表示三皇、五帝、十三代名医、七星伴月；第五、第六、第七排表示五湖四海；第八排表示桃园三结义。

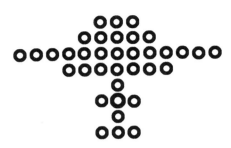

图 397　第十二图式

13. 第十三图式

图 398 为第十三图式，是晚清时期江湖游医卖药时的地摊摆放样式。

第一、第二、第三、第四排分别表示三皇、五帝、十三代名医、七星伴月；第五、第六、第七排分左右两部分解读，左侧部分代表四海（一般有水字写在中间的环内），右侧部分代表五湖（一般有火字写在中间的环内）；第八排代表桃园三结义。注意，"四海"摆放不是四数而是五数。

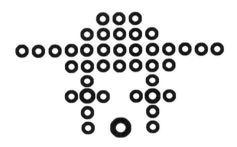

图 398　第十三图式

14. 第十四图式

图 399 为第十四图式，与前面的图式内涵基本相同，只是本图中第三排摆放八个药瓶，含义为八仙过海，而非前面的八大相家。

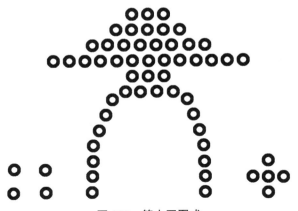

图 399　第十四图式

中医药团体形成的行业文化，主要用于防止没有师承的人员进入本行业，或保护本地区的从业人员不受外来人员的冲击。

总的来说，过去走江湖摆摊，涉及的数字含义主要有如下几组：①三皇五帝、三教九流、桃园三结义的"三"；②五湖四海的"四"；③三皇五帝、五湖四海的"五"；④七星伴月、七星照月、七星望月的"七"；⑤八卦、八大像家、八卦、八方求援、八仙过海的"八"；⑥三教九流的"九"；⑦十三代名医的"十三"；⑧十八罗汉、天下十八省（明清时的行政建制）的"十八"；⑨另有"二十四位诸天""三十六天罡"等的"二十四""三十六"，数字较为少用。

上文中有些文字记载常有谐音或隐语，其真实含义有时很难考证。比如"七星伴月"，也有记载为"七星照月"或"七星衅月"，"桃园三结义"手抄本记录为"陶然兄弟""陶然""兄弟"等，使用谐音、隐语等记录，主要是担心抄本丢失或被偷窥而泄露行业秘密。

民国以后，社会状态发生了较大的变化，各类帮会逐渐消失，过去的帮会文化也成了历史。

图 400 为中华人民共和国成立初期，某地乡长开具的本行政区域人员外出行医的证明。加盖有所到之处医院、诊所等的印章，各种印章正反面有几十处。

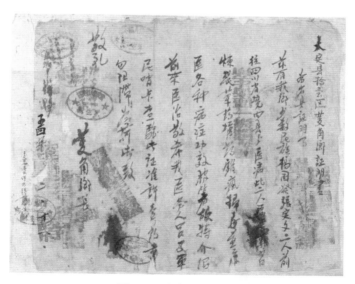

图 400　外出行医证明

第二节　游医招幌

过去游医行医卖药，总要有自己的招幌，与固定经营场所前店后厂形式的药铺招幌相比，游医的招幌变化多端，幌无定式。

《清末各样人物图册》（1770—1790年）中有这样一幅张贴医疗小广告的画面：画面下方注释为"贴招牌"，而墙上粘贴的小广告可辨文字为"某元癣药"，这可能是固定的药铺粘贴的广告，也可能是游医到了某地开始做宣传粘贴的广告，这种街头医疗小广告目前依然存在。

《清末各样人物图册》中有一幅名为"卖药医生"的画。图中右侧长方形招幌上横写的招牌文字为"王地式"，竖写文字为"专理风痰鹤膝妇人白带。长寒法冷九种气痛血山盟五淋白浊红云血癣夜梦遗精风癫小长气鱼口便毒乳痈等症"，见图401。

奥地利国家图书馆馆藏的《外销画册·水粉画·市井人物二》中，有一幅行医图，图中左侧竖写"京省驰名丸"，图中摊位里有两个竖写的红牌，金字竖写"追风膏药""各项丸散"，图中地面摆摊以白色药布铺地，上书文字"北京人"，其余字迹潦草难辨。

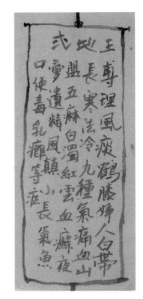

图401　王地式（摹写）

游医游走于乡村集市等地行医卖药，其中，有踏踏实实给人看病卖药的，也有假冒大城市名药堂的字号行骗钱财蒙害群众的，大药堂对此深恶痛绝。

在《清末各样人物图册》中有一幅图名为"医杂症"，图中有一个医生，右手执扇，左手执一竖条旗状招幌，上书"杏仁堂，精医杂症"，招幌下方绘有膏药、眼部图形。看招幌，该游医应擅长眼科疾患，多卖膏药。

《清末各样人物图册》中还有一幅图名为"陈半仙膏药"，展示了打个人字号行医买药的画面。

清末外销画《医士及各种药摊》（*Old style medicine in Peking*）中有一幅名字为"虎骨熊油膏"的画，该画右侧上方有绿色与红紫色条带形成的挂坠样招幌，是过去卖膏药专用的幌子，与传统药铺以膏药形象制作的招幌差异较大，这种招幌非常少见，文献亦鲜有记载，见图402。

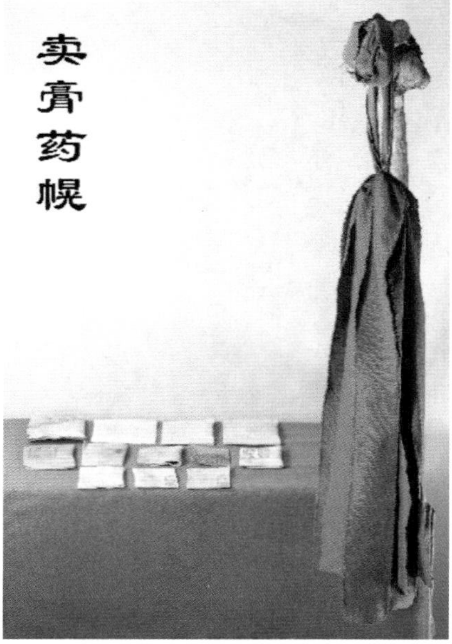

目前看到的近代民俗画中，走江湖卖药的江湖游医所使用的招幌，大都是药铺膏药形的招幌，存世的招幌亦是如此。

图402　卖膏药幌（复制品）

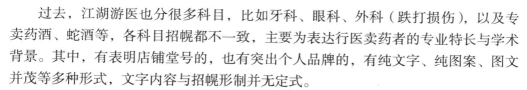

　　过去，江湖游医也分很多科目，比如牙科、眼科、外科（跌打损伤），以及专卖药酒、蛇酒等，各科目招幌都不一致，主要为表达行医卖药者的专业特长与学术背景。其中，有表明店铺堂号的，也有突出个人品牌的，有纯文字、纯图案、图文并茂等多种形式，文字内容与招幌形制并无定式。

　　因为医游走性特别大，为了招揽患者，大都打着"家传秘方""包治百病"等旗号，有的确实有效果，有的效果不尽如人意，有夸大宣传的嫌疑，时间久了，人们逐渐对这类人员失去了信任，于是，本来比较中性的"江湖郎中""狗皮膏药"就带有贬义了，有江湖行骗的意思了。这也提示人们做事要安守本分，免得砸了行业的招牌，也砸了自己的招牌。

第三节　游医行囊与药箱

　　在司马迁《史记·扁鹊仓公列传》中记载着这样一个故事："扁鹊名闻天下。过邯郸，闻贵妇人，即为带下医；过洛阳，闻周人爱老人，即为耳目痹医；来入咸阳，闻秦人爱小儿，即为小儿医；随俗为变。"

　　因为扁鹊医术高超，并且不远万里到处行医治病，所以，有人称其为游医的祖师爷。而游医行走江湖所用的药袋，则与秦朝御医夏无且（音 jū）有关。

　　据司马迁《史记·刺客列传》记载，荆轲刺秦王的时候，殿下的诸位大臣束手无策，"是时侍医夏无且以其所奉药囊提荆轲也"，因为御医夏无且抛出药囊去袭击刺客荆轲，才使秦始皇有机会拔出自己的宝剑击杀荆轲。事后，"已而论功，赏群臣及当坐者各有差，而赐夏无且黄金二百镒"。事后秦始皇封赏了御医夏无且。于是，游医也将自己装药的药囊称为无且囊，有标榜自己有御医一样高超医术的含义，当然，不排除还有发财致富的想法，毕竟当时秦始皇赏赐了大量黄金给夏无且。

　　在清代《外销画册·水粉画·市井人物一》中有一幅"卖膏药"图，图中可以看到，卖膏药的小贩右手执木方盘，盘内放置膏药数贴，左侧斜挎无且囊（布药囊），上书"京都广济堂膏药"。左肩前竖一条旗，上书"京都广济堂追风膏药三六九奉送"。

　　在《清末各样人物图册》中，有一幅描述游医的画，画中卖药的游医左肩部扛着一把长伞，背负一个布药囊，右手拎着一个木提盒。

　　图 403 为过去的木提盒，也是过去出门常用的收纳工具。左侧图的木提盒是当时非常流行的制式，可以一物多用。木提盒还有如右侧图那种制式的，不分层，是一个单独的方形提匣，里面多有分层的抽屉，外部挡板镂雕"凤穿牡丹"图。

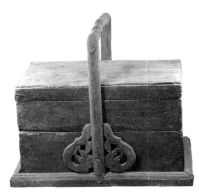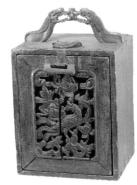

图 403　木提盒

图 404 为红色的挂兜，原始名称有待考证，目前可以称其为挂兜、挂袋、储物袋。过去江湖游医将挂兜卷起来带着，到地方挂起来，然后把外面零散袋子里的药物分别装入红色的布兜内。目前故宫博物院依然收藏有该类物品。当然，皇上用的是黄色的，百姓不能用黄色的，一般用红色的，喜庆，红色在民俗中还有辟邪的寓意。

图 404 的挂兜，左右横长约 2 米，上下高约 1 米。横向有 12 个布兜，竖向有 6 个布兜，共计 72 个布兜。使用时，将其挂起来装入药物。

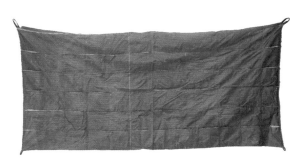

图 404　棉布挂兜

我们把其中两个布兜放大，见图 405。可以看出，古人将红布缝在底衬上形成兜状，上书药名，利于查找。

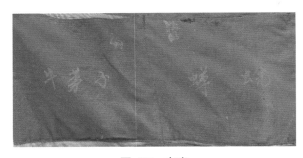

图 405　布兜

还有其他材质缝制的类似的储物用具，内里缝制数十个兜，可以卷曲折叠，携带方便。

清代游医还会背负木箱，木箱外形与现代的保健箱相似。

图 406 为 20 世纪 50 年代的保健箱，顶面有铜提手，可以拎着使用，两端分别有背带锁扣，专门用于拴系绳索拷带等，背负使用。木箱带有锁鼻，可以用锁，以保护药物安全，内面有药品清单，四周分别写有"保健箱药械目录，中国医药公司广西省公司监制，保障身体健康，促进农业生产"。保健箱放置当时必备的常用药及简单工具。具体内容详见图中明细。

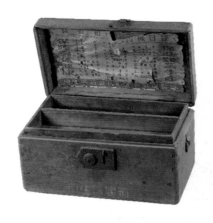

1.药棉	17.磺胺噻唑眼药水
2.纱布	18.十滴水
3.绷带	19.解热止痛片
4.胶布	20.止痢片
5.口罩	21.胃痛片
6.剪刀	22.祛痰止咳片
7.普通镊子	23.消炎片
8.体温计	24.小儿消炎片
9.碘酒	25.小儿退热片
10.红汞水	26.小苏打片
11.紫药水	27.止疟片
12.疮药膏	28.小儿止疟片
13.消炎粉	29.驱蛔虫片
14.癣药水	30.人丹
15.酒精	31.清凉油
16.眼药水	32.《家庭常用成药手册》

图 406　保健箱

第四节　虎衔高低显医术

过去，医生分为坐堂医和游医两种形式。一部分有固定执业地点的，一般称为坐堂医；另一部分甚至是相当大的群体是走街串巷给民众治病的，这样的医生称为游医。由于过去帮派林立，各个行业都有一整套的行业规则，游医走街串巷治病卖药，不管到什么地方都得按照行业的规则行事，甚至路遇劫匪，还得能对上江湖术语，否则难免有不测。这种情况也被称为行走江湖，因此，江湖游医这个词就应运而生了。

游医行走江湖，除要有一定的技艺外，还要有一个重要的标配器物——虎衔。虎衔也叫虎撑子、医铃等。过去有句话叫"医不叩门"，医生是不会主动去问谁有病，谁需要治疗的，而是手摇虎衔，发出清脆的声音。人们一听到这种声音，就知道有医生来了，就会有患者去咨询。

过去的虎衔，主要材质有铜质和铁质，直径大小不等，主要为两个半环状金属扣合，两个半环的中部环缘连接紧密，外缘留有缝隙，内含 1 ～ 2 个铁珠。

图 407 为铜质虎衔的中部纵剖图，内含一个铁珠（后配）。

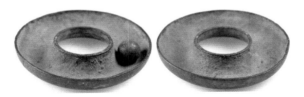

图 407　铜质虎衔纵剖

图 408 为大小两个铁质虎衔，较小的直径为 6 厘米，内含一个铁珠，虎衔中间能穿过一根手指。较大者直径为 11 厘米，内含两个粒铁珠，中间能穿过 2 ～ 3 根手指。一般铜质的较为贵重，样式也较多。

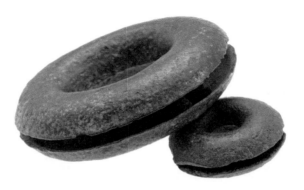

图 408　铁质虎衔

图 409 为铜质虎衔，左侧图表面雕刻有梅兰竹菊等纹理，颇为清新淡雅。右侧图虎衔镂有 6 个圆孔，既美观又节约铜质，同时不影响声音的传送。

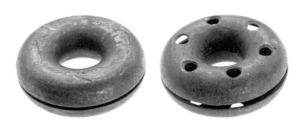

图 409　铜质虎衔

因为虎衔是游医的标配器物，目前存世较少，于是出现了很多仿品。仿品除包浆不够厚以外，器形与传统无异。但是，仿品制作得更加精致，表面时常雕刻或压制有各类纹理，如云龙、日月、七星、八卦等图形纹饰。其实，带有七星八卦一类纹饰大多为过去算命者所用器物的特点。

虎衔的执法，在《京都叫卖图》中有相关绘图，图画名为"卖膏药看病的"。图中游医左手执扇，右手立于胸前，拇指与穿过虎衔的中指共同握住虎衔，左肩斜挎一个木制医药箱，生动形象地展现了当时游医的社会形象。画中还有方形红衬黑色圆心的膏药。

图 410 为仿照当时画面的虎衔执法，仅供参考。

在过去，游医摇举虎衔的高度是有讲究的。清代张倍仁所著的《妙香室丛话》中有一段游医摇虎衔的描述，书中记载："一日，忽遇走方医摇虎撑者，手擎铁器，状如梭，摇琅琅。其术精者，上擎恒过头，术愈下则愈杀……"

也就是说，当时的游医，医术越高的，摇铃高度越高，甚至高举过头，自觉自己的医术没有达到包治百病程度的，摇铃的高度就会自觉降低一些。

另外，在《清末各样人物图册》中有一幅卖鼠药图，商贩右手执握虎衔，左侧斜挎药兜，手执长柄雨伞，雨伞上部挂小旗招幌，书有"三步跳"，同时悬挂数只老鼠。

看来，虎衔作为一种发声的器具，过去其他行业（比如卖鼠药、算卦看风水等）也用其发出声响招揽生意。同时，虎衔的执法没有定式，也可以如图 411 这样执。

附：

民国摇铃：民国时期，摆摊卖药还有用手拎式摇铃的。总之，能发声响就行了，不再纠结医铃的形制了，见图 412。

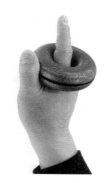

图 410　虎衔执法 1

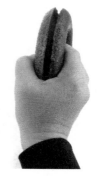

图 411　虎衔执法 2

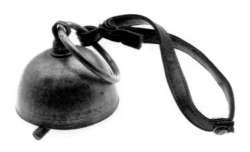

图 412　手拎式摇铃

第五节　中医处方、处方钤、拜匣

图 413 是两个处方，让我们来欣赏一下。

图 413 左侧处方主要内容：

全当归 3 钱，南川芎 2 钱，紫丹参 2 钱，醋香附 3 钱，生乳香 2 钱，生没药 2 钱，炒灵脂 3 钱，台乌药 2 钱，草果仁 1 钱，姜川朴 2 钱，炒苏子 2 钱半，生桃仁 2 钱半，官桂丝 1 钱半，生粉草 2 钱，黑炮姜 1 钱 5 分。

民国二十八年九月十七日

图 413 右侧处方主要内容：

炒白术 4 钱，制苍术 3 钱，广皮 3 钱，川厚朴 3 钱，粉甘草 2 钱，银柴胡 1 钱半，杭白芍 3 钱，木香 1 钱半，川当归 3 钱，鲜生地 5 钱，炒神曲 3 钱，生山药 4 钱，焦楂 3 钱，川芎片 1 钱，谷麦芽各 3 钱，生龙牡各 1 钱半，酒芩 3 钱，内金 3 钱。

图 413 中，左侧处方是民国时期的；右侧处方是中华人民共和国成立初期的，左上方盖有济南永安堂印章，药味书写娴熟、传统、经典。

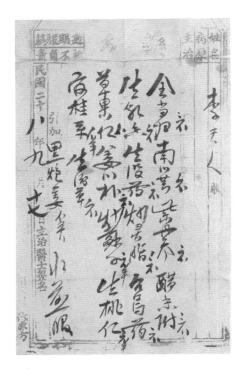
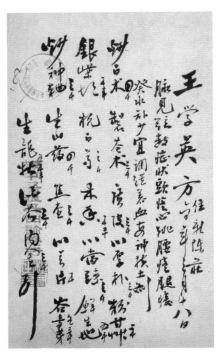

图 413　处方

处方调剂完成后，一般习惯将其插在处方钎上。

图 414 中，左侧图为近代处方钎，将图中图示 1 边长约 11 厘米的方木板，放在图示 2 边长约 4.5 厘米，高约 2 厘米的木块上方，铜钎长 16.5 厘米，穿过图示 1 的圆孔，形成图示 3 的状态。

右侧图为圆形铜底座的票据钎子，有时人们直接用钉子将一小块木板钉透，翻转，使钉子尖端向上使用。

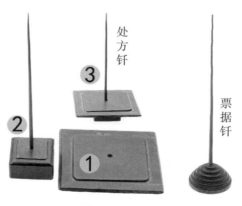

图 414　处方钎

过去用毛笔书写处方，多备有文盘，盛装笔墨纸砚、印泥盒等用品，见图 415。

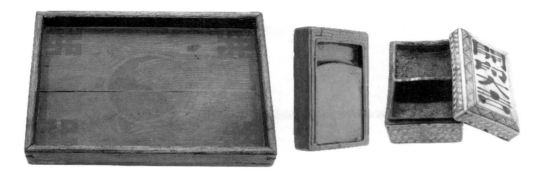

图 415　文盘

但是图 413 的处方并没有被扦插过的痕迹。实际上，调剂完成后的处方，一般会统一放到木盒里。这种木盒在过去称为"拜匣"，一般长 30～40 厘米，宽 15～20 厘米，高 6～10 厘米，是明清常见的一种长方形扁木盒，过去拜访他人时携带，主要用来放请柬、信札、贺贴、礼物等，药铺则用其盛装处方及票据等，也用其收纳笔墨纸砚等用品，见图 416。

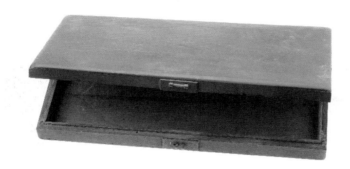

图 416　拜匣

第六节　药鼓精致喷粉药

过去，咽喉疾病有时需要局部上药，于是人们发明了药鼓。药鼓质地多为白铜，主要由膨大端的圆形或异形的鼓身与细长的鼓杆组成，总长度一般大于10厘米，鼓杆一般分为两节或三节，与鼓身紧密连接，药鼓的面是由具有弹性的薄铜片与周边的鼓梁焊接而成。

先将研细的药粉装入药鼓中，使用时，将药嘴部拉长，然后对准病变部位捏药鼓的弹簧皮，通过压缩鼓动空气的流动，将药粉喷出。药鼓见图417。

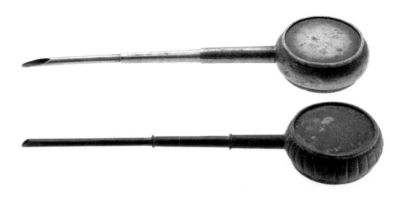

图 417　药鼓

图418为打开药鼓的一个铜片，其内部结构如下：仔细观察嘴部，可以发现，过去的老铜鼓，鼓杆一般具有一两节可抽拉活动的空心铜管，还有一个固定的铜管，都具有一头粗一头细的特征，保证活动的鼓管不脱落。同时，这些铜管是由铜片弯卷而成的，能够清晰地看到铜管的接缝。图418中，铜嘴斜面下端至本节基部有一条细缝隙，就是铜片弯卷后拼接的痕迹。图中还可以看到，药鼓内壁四周有一圈薄铁片，作为铜鼓鼓面弹簧铜片的支撑，使铜鼓的弹簧铜片不至于在捏动时轻易塌凹下去。

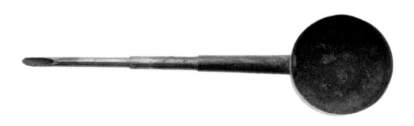

图 418　药鼓内部结构

图 419 为铜活节（喷嘴）缩回的状态。

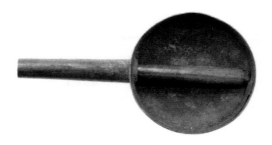

图 419　铜活节（喷嘴）缩回的状态

还有一些铜鼓附有几根金属的槽型针，是作药匙使用的。槽型针头部的凹槽部分恰好能送入药鼓的鼓杆内，是当时的使用者将药粉送入药鼓内的工具。过去的器物大都存在一物多用的情况。本处用作填装药物的药匙，也可以用于分量药剂，当然也可以另作他用。

图 420 从上至下分别为铝质、铜质、铁质的槽型针状药匙。

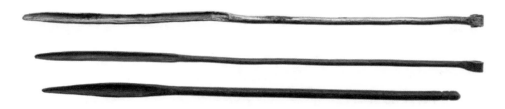

图 420　槽型针状药匙

目前，中医药文化器物交易较为活跃，这类物件也出现了仿品。因为目前的工业技术比以前先进了很多，仿品的药嘴部铜管多为整根的，已看不到铜管弯卷后的拼接痕迹了。同时，传统的药鼓，鼓杆与鼓身的连接非常紧密，不需要焊接。而仿制的药鼓，鼓杆与鼓身的结合部位经常有焊接的痕迹。从这一点来看，虽然现代科学技术相比过去已非常发达，但是，手工制作的技术很多不如过去的能工巧匠。因为，过去的匠人是常年做这样的工作，熟能生巧，而现在的人仿制仅做几个批次，所以做工不够熟练，以至于目前有些器物，新的不如老的精致。

第七节　针灸刮痧拔火罐

1. 针

近代、现代各类样式的针灸针，见图 421。

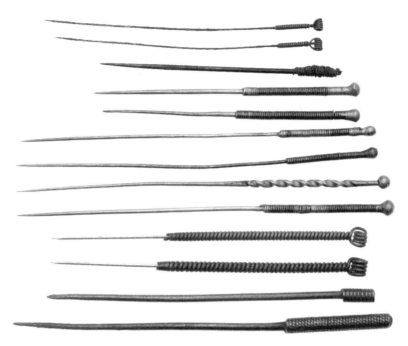

图 421　针灸针

2. 灸

针灸经常被连读，两者虽然有时结合在一起治病，但是更多的时候，针是针，灸是灸，是两种治疗方法。

20 世纪 80 年代的陈艾灸条，搓开内部，见图 422。

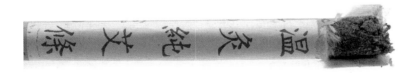

图 422　陈艾灸条

过去的铜镜，目的是照人容貌，所以镜面是平的。而阳燧镜的镜面是凹陷的，将阳燧镜凹面朝向太阳时，光线先直射在凹面上，找好角度，就可以使不同角度反射的光聚焦到易燃物上，从而使局部产生高温燃烧易燃物取火。因此，有人比喻其为古代的太阳能打火机。

因为阳燧镜有聚阳气（聚光线）的作用，所以古人认为其能辟邪。有些地区，人们会将阳燧镜挂在门、窗等上方。

《周礼·秋官》记载"掌以夫遂取明火于日"，郑玄注："夫遂，阳遂也。"

《淮南子·天文训》记载"故阳燧见日，则燃而为火"，注曰："阳燧，金也，取金杯无缘者，熟摩会热；日中时，以当日下，以艾承之，则燃得火也。"

用仿制的阳燧镜在阳光下烤艾条，艾条的纸张很快就燃烧了，与玻璃凸透镜的情况相似。

图 423 为战汉时期的青铜阳燧镜。

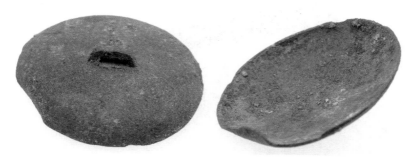

图 423　青铜阳燧镜

灸常用艾绒，是因为艾绒容易制取且易燃，后来有人在艾绒内加入硝石等火药类物质，使其更加易燃。

3. 刮痧

刮痧是最近非常流行的一种疗法，刮痧所用器具材质多样，形制不定，取材简易，施用方便。

刮痧，重点在于刮，民俗中，能用于刮的器物，几乎都能用于刮痧，比如木梳、碗、碟、勺，甚至农用耕地的铁犁尖。总之，带有钝刃的器物，在民俗中都被用作固定或临时的刮痧器物。这也突出了刮痧"简便廉验"的特点。

图 424 为一端钝刃，另一端偏厚的紫砂刮痧板。

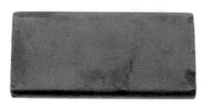

图 424　紫砂刮痧板

图 425 为用作刮痧器具的黄铜刮痧板。

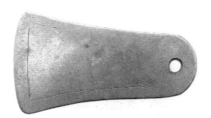

图 425　黄铜刮痧板

还有中医用古钱币自己制作刮痧器具，如图 426，长约 10 厘米，钱币端用于刮痧，木质柄可用于点穴按摩。

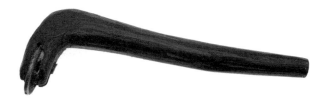

图 426　自制古钱币刮痧器具

4. 按摩器

图 427 为木质，滑轮状按摩器，民俗中多为家庭自用。

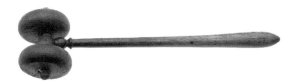

图 427　滑轮状按摩器

图 428 的按摩器，柄有残。

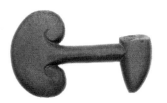

图 428　按摩器

5. 火罐

过去人们常说"针灸拔罐子，不好去一半子"，可见针灸火罐的治疗方式早已深入人心。过去在农村，干了一天活，人们晚上经常互相拔火罐，以祛寒气，缓解疲劳。

火罐疗法最早起源于角法，即以动物的角为火罐，通过负压吸拔的方式拔出病邪，如图 429 的牛角罐。

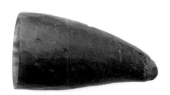

图 429　牛角罐

相比动物的角，竹子更加价廉易得，并且竹子做的火罐吸拔之力更大，还可以用药煮竹罐吸拔，操作灵活多变，故竹质火罐更加盛行，如图 430 的竹火罐。

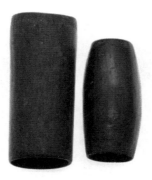

图 430　竹火罐

但是竹火罐也有缺点，就是容易爆裂漏气，无法再用。随着社会的发展，有文献记载，清代就有陶瓷火罐的使用了。

陶瓷火罐见图 431。

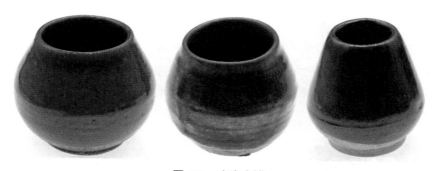

图 431　陶瓷火罐

近代还有紫砂、紫泥的火罐，见图 432。

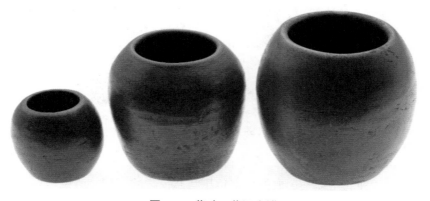

图 432　紫砂、紫泥火罐

有人将图433中的器物作为火罐使用，考察很多这类火罐后发现，其大小基本一致，并且不分型号，不符合火罐的实际情况。所以，这些器物虽然可以用作火罐，但原本应不是作为火罐使用的，可能早期是牙签筒等器物。

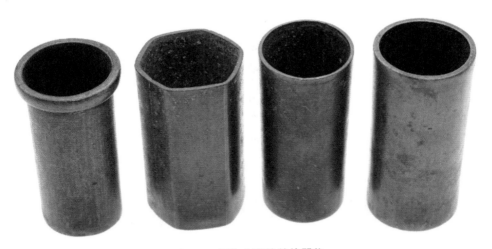

图433 用作火罐的其他器物

其实，火罐与刮痧器物一样，取材方便，过去的很多器物都可以作为火罐使用，能用于吸拔的空腔容器比如鸟食罐、文房水盂、储物的鸡心罐等。即便是今天，玻璃材质的罐头瓶也常作为火罐使用。

铜质的火罐较为珍贵，因为铜比较昂贵，市面流通的较少，能够存世的更少见，图434为近代的铜火罐。

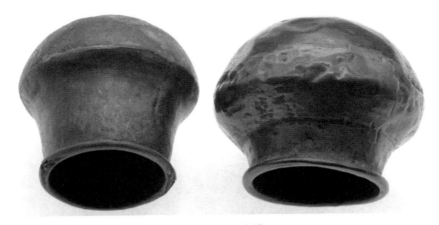

图434 铜火罐

目前火罐材质多为玻璃或高分子材料，大多为透明材质，使用方便，价格低廉。现在还有一种利用抽气形成的真空负压状态拔罐的工具，避免了点火造成的相关风险。

第八节　中医手术器械

过去的中医，特别是古代冷兵器时代的中医，面对的外科疾病较多，所以中医是有办法处理外伤疾病并且进行手术治疗的。

图 435 为传统中医的手术器具，形制较多，如斜刃刀、棱针、槽针、锥、矛、斧、钩、镊、镰、烙铁、锄等。

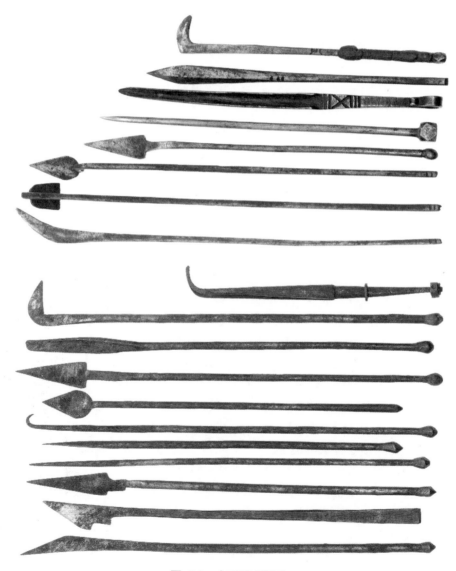

图 435　中医手术器具

第七章　中医药文化及相关器物

第一节　药王、灵兽、一端砚

传统中药行业在经营过程中，不同地区会有不同的文化民俗习惯。有的地区，药铺供奉药王、獐狮的同时，展陈一端砚台。人、兽、物，看似完全不搭边，却大有来历。

1. 药王

根据《药林外史·历代药王与药王庙》关于药王的记载，摘录其要并稍作调整：

药王诞生于佛教，本为药王菩萨，而中国本土的多位药王则从唐代开始陆续出现。分别是：①韦善俊（一称韦俊），身边的灵兽为黑犬。②韦古，身边的灵兽亦为黑犬。③韦慈藏（历史确有其人），身边灵兽亦为黑犬，此药王元明时期进入庙堂，开始有香火供奉。④扁鹊，这位的事迹大家是再熟悉不过了，唐代就有人供奉扁鹊，从北宋开始正式建扁鹊庙，供奉香火。⑤邳彤，这是清中期于河北安国诞生的药王。⑥孙思邈，这是迄今最为红火的药王。目前看到的药王像造型，几乎都是与孙思邈有关的坐虎针龙（降龙伏虎）式，如图436。

药王是过去药铺的经典标配之一，所以过去进入药铺，一般都会看到接受香火的药王。

出于对药王的敬畏和商业运作，晚清民国时期能够看到药铺在推介自己商品时，标明"每年药王圣诞，无限售卖一天"或"每年夏历四月二十八无限售卖一天"。这里的夏历是相对西历（公历）而言的华夏日历，也就是平时所说的农历，农历四月二十八日，是佛教药王菩萨的诞辰日。这一天，商家会对药物进行特殊销售，比

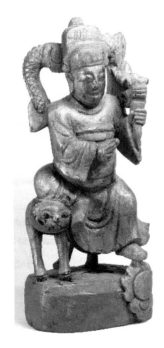

图 436　药王像

如平时限售的这一日不限售，甚至还打折售卖。

2. 砚台

因为药王平时给人看病需要开处方，而过去是毛笔字，需要墨块及砚台，笔墨纸砚作为传统的文房四宝，也是医生开处方必用的器具。药铺摆设砚台，寓意这是当年药王开方治病时用过的砚台，在这里开方抓药，治病灵验。

而药铺陈设器物选择砚台，还可能因为砚台易于留存保管，毕竟药王像、獐狮都属于易损的器物，唯独砚台经久耐用，药铺摆设的砚台见图437。

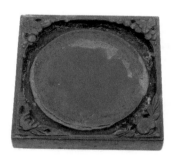

图 437　砚台

3. 獐狮

过去，有些药铺桌案柜台上会陈列一尊獐狮。这个蹲坐的獐狮嘴里含球。一般獐狮材质为石制，也有陶瓷的。獐狮被称为"药兽"大有来历。

有人说獐狮与神农有关，认为该兽通体透明，替神农尝药，能够看到药物在体内的运行，从而得知吃下去的药物具体有什么作用，最终獐狮中毒死亡，人们为了纪念它，就做成雕像予以供奉，用以警示医生患者，注意用药安全。

也有人说，獐狮是药王的神兽，是辅助药王尝药的，大体意思差不多。不过，放置獐狮，更多的可能还是商家希望神兽保佑健康，药到病除，财源滚滚。

图438为药铺陈设的獐狮。

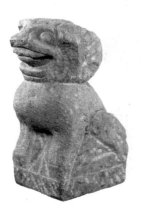

图 438　獐狮

从过去药铺陈设的獐狮来看，当时非常重视用药安全，这些理念在今天依然有积极的社会意义和极大的文化价值。

第二节　药铺招幌多寓意

从古到今，随着商业的诞生与发展，各行各业为了方便经营，都制作出了自己的特色招幌，人们通过招幌能够知道挂幌的是什么店铺，以便人们寻找、购买商品。为了让更多的民众方便直观地看到自己是什么行业的，商家就开始在招幌上做起了文章。其中，作为前店后厂模式的药铺，也有独特招幌。

招幌的主体结构，分别为幌杆、幌挑、幌挂、幌冠、幌体，幌座、幌坠，见图439。

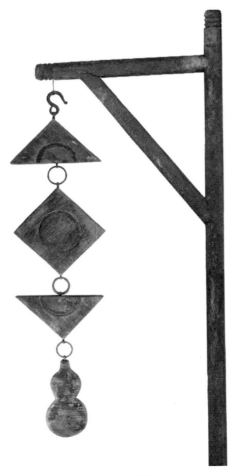

图 439　招幌

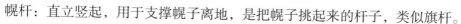

幌杆：直立竖起，用于支撑幌子离地，是把幌子挑起来的杆子，类似旗杆。

幌挑：横向固定于幌杆上，是用于直接悬挂幌子的横杆。

幌挂：是招幌顶部用来悬挂幌子的部位，常见为铜、铁材质的钩或环。

幌冠：类似帽子的意思，位于幌体的上部。

幌体：是幌子的核心内容，有的幌子没有幌冠和幌座，但是必须有幌体。

幌座：也叫幌托，位于幌体的下部，类似底座（托住幌体）的意思。幌座与幌冠，具有装饰美观的作用，有时挂幌没有这两个部位。

幌坠：在挂幌的最底部，多以重坠的木质或其他金属材质做成，幌坠一般多以红绳系在幌座或幌体上。

《仿宋院本金陵图》清代存世有两个版本，两个版本整体风格一致，某些细节稍有不同。此画为清代临摹宋代古画而成，可以认为整体内容基本符合宋代南京城的民俗风貌，因此《仿宋院本金陵图》又被赞誉为南京版的清明上河图。在整幅画面的左侧约三分之一处下方，会有带眼部标示的眼药招幌和膏药状的药铺招幌。

招幌是商业经营中必不可少的器物，具有招财进宝的含义，商家对其亦是敬畏有加。我们平时悬挂东西都是说挂什么东西，比如挂衣服等，但是，过去在挂招幌时，是不能说"挂"字的，而是说"请"，按理说，挂字本意没有什么不吉利的地方，但是俗语中有时会表示一些不吉利的意思，比如"挂了彩儿了"，表示受伤了的意思。

所以，商家每天都是"请幌子"而不是"挂幌子"，一旦招幌没挂住坠落在地上，则被认为是得罪了财神爷，由此可见商家对于店铺招幌的敬畏。

以前的老药铺或膏药店的招幌，中间是一个打开的膏药的形状，上下则是膏药对角对折形成的三角形，也有邻角对折成长方形的。

膏药招幌，重点在中间部位，中部的圆形中心有时会画一条鱼，过去经常用"鱼"来代表"余"或"玉"，表示有余、富余、金玉满堂，这也是传统的一种借喻方式。

这种膏药制式的招幌，整体颜色多变，一般情况下，版面中心是黑色的，四周的底色，在过去的民俗画中有多种颜色，以白色居多，如《仿宋院本金陵图》内的膏药招幌是白底黑膏药的样子。

图 440 收载于《京药集成》（1928 年），招牌书有"取灯胡同京都济安堂真正王回回家狗皮膏"，门旁挂有医药行业特有的招幌。

传统制式的招幌有时中间部位为实心圆形，涂以红色，外部底色为白色，整体与日本旗相似，由于日本侵华，招幌原来的红色圆形改为了黑色。

药铺招幌底部常为葫芦形或树叶形与葫芦形结合的坠子，传统会用红绳拴系在坠子上面的幌座或幌体下部。葫芦，过去通"福禄"，是吉祥的用语，葫芦本身外形像吉祥的吉字，所以又被称为"大吉瓶"，寓意吉祥，同时，葫芦（原植物）结果实的时候非常繁盛，每个葫芦里面的葫芦籽也特别多，所以葫芦在古代寓意还有"百子千孙"。葫芦在医药领域，还有悬壶济世的意思。

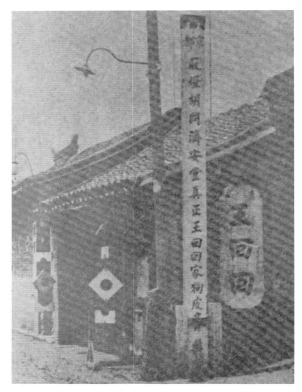

图440　京都济安堂真正王回回家狗皮膏招幌

有时，招幌的底部用红绳栓挂一对鱼，多为木质。鱼，寓意"金玉满堂"，鱼睡觉也不闭眼睛，表示药铺治病救人24小时营业不休息。同时，鱼发音通"愈"，痊愈的意思，寓意着顾客来药铺抓药后病就痊愈了。

实际工作中，招幌还有一定的变化，比如中部完整的膏药形状的木板有1个的，还有2个、3个甚至更多的，有用木制作的，还有用铁制作的。

幌体之间有时以球体相连，取像于药丸，目的是让顾客看到就联想到药丸，同时增加招幌的艺术性和内涵。

招幌底部的葫芦装饰，有时为木制的葫芦形树叶，或直接挂一个葫芦形铁秤砣，总之，药铺的招幌幌体图案为上下对折的膏药中间夹着完整的膏药图形，这种主要制式是基本不变的。

过去商家为了方便客户，推销产品，发明创造了形形色色的行业招幌。如今，国家对商业环境进行了多次整顿，目前的各种行业的经营招牌，基本以牌匾文字为主。但是，了解招幌相关的文化内涵，对于探寻匠心，了解古人对职业的敬畏，有很大的意义，值得我们思考与借鉴。

第三节　中医医师的三件授徒礼

中医从古至今都是以"德"为重，唐代孙思邈《备急千金要方》里的"大医精诚"，是每一位中医从业者必须熟读背诵的文章，其中，提到了中医的"精"与"诚"。精，要求医者在业务上要精益求精，早在汉代，医圣张仲景就明确提出"勤求古训，博采众方"，要高度对患者负责；诚，则要求医者要有高尚的品德修养，否则就成了有技无德、仗技劫财的"含灵巨贼"了。

图441为过去传统中医医师送给徒弟的礼物。大家知道，过去中医大部分是靠师承方式进行传承的。当中医医师收徒弟的时候，需要言传身教，教徒弟技艺技能的时候，还要以身作则，让徒弟知道该怎么做人、做事。当徒弟学习期满，即将出徒的时候，中医医师会送给徒弟三件礼物：一盏灯，一把雨伞，一双鞋。这几件礼物代表着中医医师对徒弟未来的期盼。其中，送灯，意味着无论黑天白天，都要一心赴救；送雨伞，表示今后无论刮风下雨，都要去给人看病；送鞋，表示无论路途远近，都必须去救治，即无论黑天白天，刮风下雨，路途远近，都要一心去救治患者。

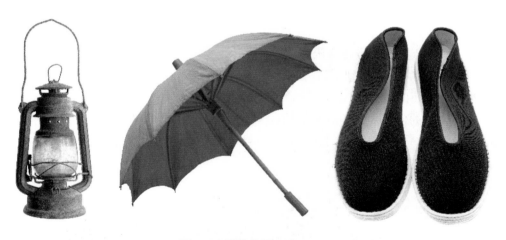

图441　给徒弟的三件礼物

三件很寻常的民俗用品，代表着中医医师的高风亮节，也代表着高尚的医德，这种品德以看似寻常的方式传承。以上这些，对于今天的中医药从业者而言，依然具有积极的社会意义。凡事都要以患者为中心，以提供安全有效的服务为己任，更好地服务于患者。

第四节 老药铺扫地擦桌鸡毛掸

过去，中药行业的前辈总结了一些工作规矩，或者说制度习惯。比如打扫卫生，人们扫地的时候，笤帚是向里扫而不是向外扫，有小徒弟问这是为什么，老药工一般回答：向里扫是聚财，向外扫是散财。

记得有一次笔者去药材市场考察，吃饭时，去了当地的小吃一条街，本来想去某家风味不错的小店，结果正赶上该小店的老板拿着笤帚在自家门口使劲儿向外扫地，门口灰尘较大，只能远远地绕开了。饭店如此，药店亦是如此。所以前辈总结出工作规矩，扫地必须向里扫，并且要压着灰尘扫，扫时不能扬起灰尘。可以看出，在药铺扫地也是有技巧的。

王满恩的《药行旧事》中记载的药铺扫地规矩如下：

秘诀一：笤帚头与地面小于45度角，适度用力按下使迷子（应为笤帚糜子，下同）略张开（这个力度就是关键）。扫时灰尘飞起，一部分进入迷子（明白为什么笤帚头要厚，迷子要细吧），一部分被笤帚头压着跑，飞不到外面。

秘诀二：扫到头迅速将笤帚头反扣，把灰尘堵在迷子里。稍停，再提起笤帚（迷子尖挨地）返回，然后重复上一个动作。

秘诀三：匀速匀力，就是说不论扫出或提回，快慢、力度必须一样。慢了没效率，快了猛了灰尘比笤帚跑得快，外面就见灰了。

《药行旧事》里还提到了过去老药铺擦柜台、桌子等也是从外向里擦，先擦四角，然后自外而内将桌子擦干净。

鸡毛掸子的使用规矩与笤帚的情况基本一致，不能向外掸灰，也是压着向内卷动的同时向内扫，以免影响到进店顾客，鸡毛掸子见图442。

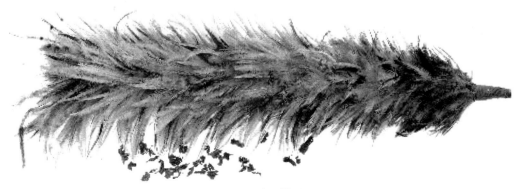

图442 鸡毛掸子

第五节　药折吉语探古风

1. 价目行请谱

图 443 为药铺的价目行请谱，封面三列文字，从右向左分别为："胡长钟记""光绪戊寅桂月吉立""价目行请谱"（请，按现在文字习惯应为"情"字）。该药折为光绪戊寅年即光绪四年，1878 年所记。

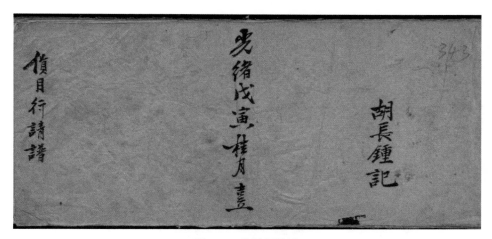

图 443　价目行请谱

图 444 为价目行请谱开篇首页，首页 16 列，商码内容暂且不论，其记载 16 种药，前八味药颇有讲究，从右向左为红大戟，棉大戟（绵大戟），大利，千金，万金，百合，五倍，黄精……

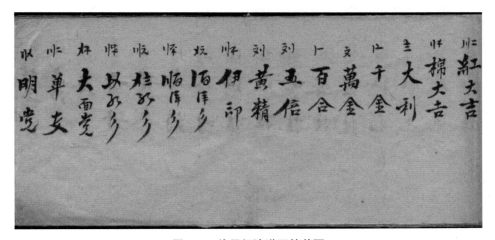

图 444　价目行请谱开篇首页

红大戟，绵大戟，寓意"大吉"。而"大利"，可为中药牛大力（牛蒡子），亦可为刺蒺藜，刺蒺藜在过去处方中多简写为"吉利"。千金，指的是中药千金子。万金，这里指的是蔓荆子，蔓荆子的"蔓"，《中国药典（2020年版）》里记载读作"màn"，该字为多音字，亦可读wàn，过去小说里，江湖侠客初次见面经常说的"报个蔓"，用的就是这个字。百合，这里的合读作"gě"，是一种度量衡单位。10合等于1升，10升等于1斗。过去做生意常讲"日进斗金"，百合应为一斗，联系上下文，这里的百合就有"日进斗金"的含义了。后面又接了两味药，分别是五倍（五倍子）、黄精，五倍子寓意财富翻五倍；黄精，有些地区金和精的发音经常混淆，也算是谐音，所以此处的黄精意指黄金。这两味药连在一起寓意日进斗金还要再翻五倍的黄金。当然这只是寓意，如果真能如愿，恐怕可以富甲天下了。

据王满恩回忆：该药折的记录方式是非常传统的写法，一般药材开市时，如果拿着这种药折去问价的，商家一看便知道，这是真买货的而不是打听价格的。

目前，古旧书市文玩市场药折常见，但是像这种书写规矩的药折非常罕见，加上其年代等因素，更加彰显此药折的文献价值和文化价值。

2. 上上等药价折

图445为上上等药价折，药折封面从右向左书有"吉庆堂手""上上等药价折"。衡制单位以"两"为常用基本单位，属于晚清至民国初期的风格。

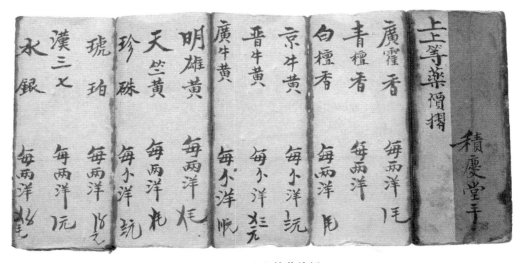

图445 上上等药价折

以封面文字结合药折内的药味来看，该药铺专营贵细药，或者该药铺是一家专门采购上等原料的精品药铺。

其中，珍珠1钱的价格为8元，而当时最上等的京牛黄价格也是8元，最好的上元麝香1钱才5元，当时的贡阿胶、陈阿胶，价格1两才3毛钱。足见珍珠在那时候有多么昂贵。

因为珍珠有"明目消翳"的功能，多被加入眼药中，所以过去的眼药，凡是添加珍珠的自然就是非常名贵的中成药了，其他中成药亦是如此，就像今天中成药里有天然牛黄、羚羊角的，一般都属名贵药。

图446的药价折，里面的药物价格有"毛"字，"毛"是由当时辅币"毫"演变而来的。晚清时期，香港使用的辅币有毫，1912年，广东发行了以"毫"为单位的辅币。其后，云南、广西、浙江、福建等省也发行了以"毫"为单位的辅币。因为"毫"字写起来比较麻烦，另外，度量衡里的"毫"被简写成"毛"已经达成了共识，货币里的"毫"出于方便和习惯，也简写成了"毛"，这也是货币"毛"的诞生因素。目前，人们依然习惯用"毛"来称呼"角"，甚至还有口头语"一毛钱关系都没有"，可见货币"毛"的概念已经深入人心。

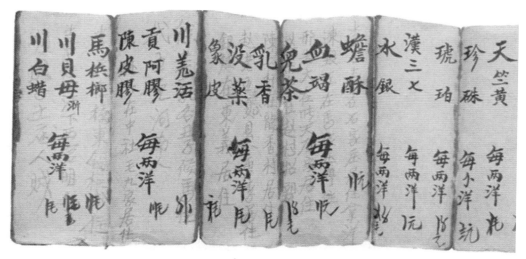

图446　上上等药价折带毛字

图447中，左侧图为1887年"香港一毫"银币；中间图为1923年的"一毫镍币"；右侧图为1912年广东发行的"二毫银币"。

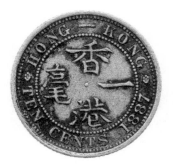
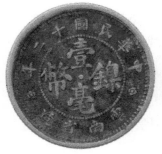
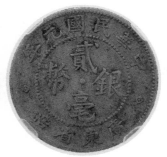

图447　镍币和银币

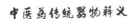
第六节　老药铺咒假防伪

过去，很多稍具规模的药铺，都面临着被仿冒的情况。在当时的社会条件和行业管理还不是十分完善的情况下，很多药铺、药堂、药号为了防止别人假冒，纷纷在标签说明书上加印有诅咒的话语，以期达到防止被假冒的目的。大体内容不外乎"如有假冒，男盗女娼"或"假冒字号，子孙永不昌盛"等。一般较小的药堂字号会如此用语，当其规模扩大后，基本很少再用此类话语。

图 448 为同和堂商号的包装纸，纸张一角的图文中部，印有"同和堂"字号，两侧印有"谨防、假充"字样，绘图为一个人的手似枪状指着跪在地上抱拳求饶的另一个人，表达了商家对于冒充字号者的憎恨。

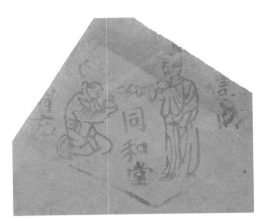

图 448　同和堂包装纸

民国时期上海的"崔制消痰半夏曲"说明书中写道："瓣香卢老药室始创，崔制消痰半夏生命；伪药欺人天诛雷击，只此一家慎勿受欺。"意思就是说谁要是冒充他家的字号会天打雷劈。

清晚期的《广东鹿芝馆陈家园药丸汇集》，内有"修合丸散，药正方真；倘有假骗，罪我唯天"。这里没有咒骂假冒者，而是向公众表态，自己会秉承良心做药，这种语句表达非常少见。

第七节　武安帮礼数周

医药算是一个比较特殊的服务行业，待人接物，有时还有些避讳。

我刚参加工作的时候，工作的门诊地点在当地一个非常繁华的商贸城附近，属于中心商贸区的位置，人来人往特别繁华。因此，经常有人走错门而误入门诊，这时工作人员问："看什么病啊？"对方非常不高兴地回答："没病不能来啊！"东北人就是直爽！

后来再遇到这个情况，工作人员改问："买什么药吗？"对方回答："来这里非得是买药啊！"

再后来，工作人员不会问了，来人就只是看着对方是什么态度，等对方开口。

其实，过去的行业前辈早就总结了一套待人接物的方式方法，非常热情周到，让人觉得舒服且不失礼节。

我们可以参考武安帮的礼数。《安国中医药志·经营》记载的关于武安帮成立的资料如下：

河南彰德府武安县合帮新立碑……凡客商载药来售者，各分以省，省自为帮。各省共得十三帮。而河南彰德府之武安帮独阙有间。咸丰辛酉（1861年）冬，李公久青，其同行之孔公广能、胡公连元、梁公玉堂，倡议兴立，又有同籍药行数家亦乐为之……怂恿之。一时义举，乐输者三百余家，则皆由于季公等一言之倡也。自辛酉迄癸亥（1861—1863年）共捐资若干，复得彰德解囊相助，共成义举。于是张灯悬彩，演剧酬神。自是武安帮遂因以成立。

上文介绍了清代，作为武安帮在安国（当时名为祁州）成立的情况。

通过历史碑文的记载，可见当时武安帮声势之盛大。历史上的武安，民国时期曾隶属河南，现代划归河北管辖。武安帮经营的中药主要行销东北，据历史文献记载，当时东北三省的中药经营基本被武安帮垄断。

武安帮在东北的发展，是随着清末民初的大规模移民展开的，也就是我们平时说的闯关东。武安帮就这样逐渐在东北全境布局并站稳了脚跟，大有武安人垄断东北三省医药行业的局面。当时流传有"凡是冒烟的地方，都有武安人在卖药""凡是有麻雀的地方，都有武安人在卖药"的说法。

据《武安县志》记载，1930年，号称关东帮的武安人，医药从业人员达两万余人。武安人占据了当时的东北医药市场。过去，主流划分帮的方式是以省为帮，武安帮因为常年在东北经营，有时被划归为关东帮范畴。这种帮中有帮的情况还有江西帮，江西帮中就有樟树帮与建昌帮，以及沉寂已久的赣南帮等。

当时，东北的武安帮有两个非常大的药号，分别是和发魁和锦和盛。

在东北，武安人开设的药铺非常多，东北三省中，基本是以长春为界，长春以南的市县，以和发魁药铺分布最为广泛，长春以北的市县，以锦和盛药铺分布最为广泛。因此，对于北方而言，当时的武安人称呼和发魁字号为"南霸天"，称锦和盛字号为"北霸天"。

图449为和发魁的老山参糖包装盒，木质，盒上印有"虔修老山参糖，滨江和

发魁制"。

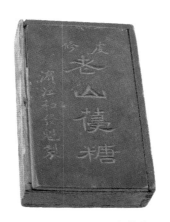

图449　老山参糖包装盒

在经营上，这些药铺以中药饮片和中成药为主，当时还是前店后厂的模式。因此，药铺除经营中药材和饮片外，还自己配制如"再造丸""六味地黄丸""益母丸"等传统名贵及常用中成药，随着时代的发展，药铺也开始经营"阿司匹林""胃活"等西药。

锦和盛的老板非常会做生意，要求员工必须热情招待客户，否则予以批评、警告，甚至处罚。因此，锦和盛的工作人员对待顾客非常热情周到。当有客户进屋，打招呼先说："来，您老，请坐。"然后嘘寒问暖，尊敬有加。

一般来讲，过去的老药铺，工作人员是不会主动问客户有关医药方面的事情的。比如，一般不直接问顾客您看病还是买药，而是与顾客唠家常，给客户点烟倒茶，聊天聊地，就是绝口不问客户的目的，而是让客户自己说，自己哪里不舒服，想看什么病，或者想买什么药，这里有没有等，否则就会出现文章开头的情况，容易引发矛盾。当然，也不是永远等客户开口，有时也可以问顾客："您问点什么？"而不会问您抓什么药之类的问题，免得惹对方不愉快。当然，如果哪个工作人员惹得客户发脾气了，对待客户不好，是要受到门店的严厉批评教育甚至辞退的。

图450为药铺用的四季花卉盖碗、瓷碟，人物提梁壶茶具。

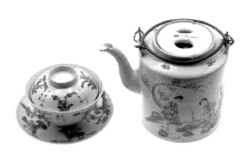

图450　四季花卉盖碗、瓷碟，人物提梁壶茶具

当时，学徒员工大都住在店里，能够在武安帮和发魁和锦和盛这两家药铺工作的男员工，找对象都非常容易。据《武安文史资料》记载，当时流传一句顺口溜，"亲家母不用提，孩子住的和发魁，亲家母不用问，孩子住的锦和盛"，足见这两家药铺规模之大，影响之深。

中华人民共和国成立后，随着医药行业制度的改革，很多传统老药铺都被改制，成了新时期的药店，很多老药铺的字号消失了。20 世纪 80 年代，国家鼓励恢复老字号，有一部分老字号重新得到了恢复，其余的更多字号，则留在了老一辈人的记忆里。

以黑龙江省绥化市的锦和盛为例。

绥化市的锦和盛，源自长春市的锦和庆药店，初创人为河北省武安县伯延村的朱锦。

从清咸丰元年（1851 年），河北武安县人胡全义来到北团林子（绥化市原名北团林子）创办锦和盛算起，到 1955 年国家实行公私合营制度，锦和盛药铺历经清代、民国、中华人民共和国成立初期三个历史阶段，绥化市的锦和盛，一共存续了104 年，是绥化市历史上存续时间最久的老药铺。

图 451 为哈尔滨道外的锦和盛中药店牛黄解毒丸仿单。

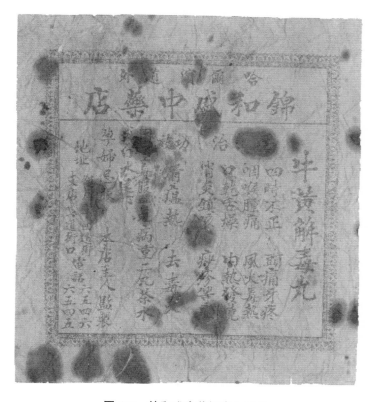

图 451　锦和盛牛黄解毒丸仿单

图 452 为和发魁内票七爪橘红，5 ～ 6 厘米大小。

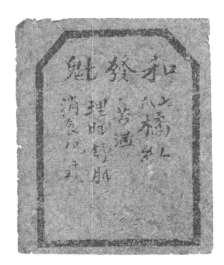

图 452　和发魁内票七爪橘红

当时处方中的饮片，每一味都是单包的，为了让顾客抓药放心，每一个单独的小药包里都放置一张该药的小标签，标签一般写有药名、性味及功能主治等内容。为的是让患者放心，说明药味抓得齐全，没有弄虚作假，同时调剂人员可以及时查对处方调剂是否有误。最后将一剂中的所有药味都单独包好后再统一包成一日剂量的大药包。

图 453 为和发兴外包装，长 30 ～ 40 厘米。中间文字为"和发兴""克山县""采办""川广云贵地道生熟药材，应症丸散膏丹，参茸虎鹿仙胶，兼售各国驰名西药，货美价廉批发""国产"。

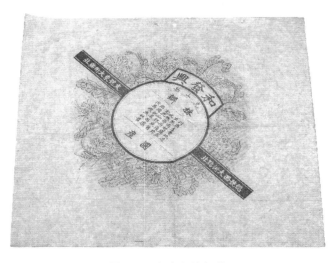

图 453　和发兴外包装

在长春地区的武安帮里有"东北三大硬"的说法，即"和发魁货硬、德庆嘴硬（一说德泰）、兴顺诚钱硬"，意思是和发魁药铺的货，质量上乘，品质过硬；德庆信誉口碑极佳，所以该店的伙计说话办事底气十足，口无二价，童叟无欺；兴顺诚药铺为后起之秀，但是资本充足，货物吞吐量非常大，也是当时行业的一股新兴势力。

武安市人民政府官方网站公布的"商帮文化"，摘录原文如下：

民国版《武安县志》记载，在当时新的营业方式影响下，长城内外的武安药商纷纷组设号址，逐步形成在东北全境全面开花的垄断局面，人们形容"在东北凡是冒烟的地方，都有武安人在卖药"。武安人在东北最著名的药店有"五大药庄"：德庆增（伯延村房姓）、德泰兴（龙泉村武姓）、徐和发（伯延村徐姓）、锦和庆（伯延村朱、刘关合营）、积盛和（大洺远村尹姓），1930 年号称"关东帮"的武安卖药商人两万有余。

在当时的实际商业活动中，上述字号多有衍生和演变，但字号中多带有"和"字。

图 454 为参盒，左侧参盒印有"长春德庆钰参茸药店虔修老山参精糖"，右侧参盒印有"虔修老山参糖，长春兴顺诚药店制"。

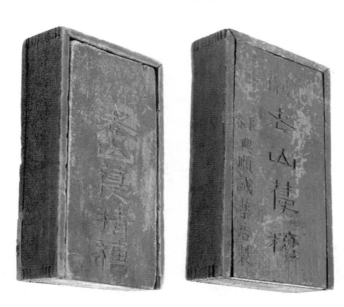

图 454　参盒

第八节　中成药的加料与双料

加料，顾名思义，就是增加东西了，可能是在原有基础上增加的，可以叫加料，也可以是增加了原来没有的，比如"加料牛黄清心丸"，商家要表达的意思是，我的"牛黄清心丸"中添加贵细药了，或者我的这个药中，贵细药加的量比别人多，甚至暗示别人的药里没有加贵细药，我的这个加贵细药了。

双料，比加料更进一步，加了双倍的料了，是加更多的意思。其实，作为中药处方，特别是已经固定的成方制剂，药味数和用量都是固定的，不能随意改动。比如今天的牛黄清心丸（局方），加料难道就是把牛黄清心丸中的牛黄等贵细药多添加一些吗？双料牛黄清心丸就是把里面的牛黄等贵细药翻倍加入吗？那样岂不是搞乱了药物的君臣佐使等配伍了。

加料与双料，大体可以理解为，加料牛黄清心丸，别人家没加贵细药，我所生产的这个药里是添加了贵细药的；双料，则是按照处方的工艺要求，足斤足两的添加了贵细药，没有偷工减料。也就是说，所谓的加料、双料，一般是添加原本处方中就有的药味，只不过添加的多少不同。

加料、双料的表述，一般情况下多见于处方中含有贵细药的丸散膏丹，大的药号或堂号则较少使用加料、双料等表述，因为大堂号的招牌本身，就代表着自己的信誉，代表着本堂号制作药物的质量优良，没有偷工减料，产品质量值得信赖。

加料、双料的这种表述现在依然有传承，比如今天的"双料喉风散"，就是在中华人民共和国成立后，由传统的郑士隆喉风散演变而来的。

益母膏是用益母草煎熬而成的膏，为了达到更好的使用效果，人们在益母膏的基础上，根据临床需要，继续添加当归、白芍等药物，形成了加料益母膏。当然，中成药也存在同名异物的情况，就是今天法定的加料益母膏，与传统的加料益母膏也不一定是一个东西。即便在同一时期，比如晚清民国时期，各大药号也是各做各的，没有完全强制性的统一标准，什么药卖得好，大家就都去做，但是具体的处方工艺，是不可能互通有无的。所以同为加料益母膏，大体也是一家一样的。

图455中为胶州鉴古堂益母膏和烟台生生堂加料益母膏，图中左侧两个为胶州鉴古堂益母膏，右侧两个为烟台生生堂加料益母膏。

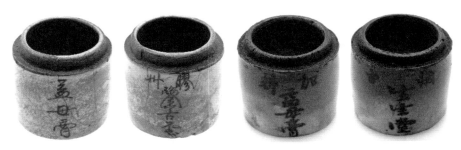

图455　胶州鉴古堂益母膏和烟台生生堂加料益母膏

另外，加料，有时也有多添加了其他药物的意思。图456为晚清民国时期，北京著名药铺永盛合所生产的极品阿胶，阿胶木盒包装上镌刻"北京永盛合加料宝珍"。在阿胶的基础上，添加黄芪、当归等药物，即极品阿胶加料宝珍，该药物有复方阿胶的含义，这里的"加料"，可以理解为"复方"，产品配方较原先确实多加东西了，较为复杂了。

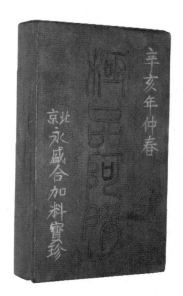

图 456　极品阿胶木盒

中华人民共和国成立后，中医药行业经历了多次变革，永盛合老药铺被改制成新时期的药企，永盛合阿胶的生产工艺和处方得以保留和延续，并进一步发展完善。目前，永盛合阿胶由北京同仁堂继续生产。

图 457 为三瓶不同药堂的眼药，眼药由左到右依次为重明堂孔继鹏眼药，陈原裕加料眼药，孔继鹏双料眼药。

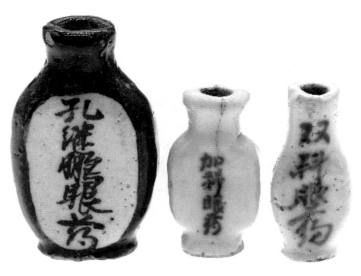

图 457　重明堂孔继鹏眼药、陈原裕加料眼药及孔继鹏双料眼药

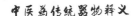

第九节　中药熏硫非古法

硫黄熏蒸中药，即中药熏硫，在学术界一直存在不同的学术观点。有人认为这是古老的养护保存方法，应该予以保留；有人认为这种方法影响药效，应该禁止；还有人折中了一下，认为应该慎重对待，适当合理使用。

一、中药熏硫的目的

1. 利于产地加工

中药熏硫可以使鲜品药材迅速脱水干燥，避免长久不干导致的药材腐败霉变，同时可以使药材保持较好的性状。例如桔梗、山药、牛膝、天花粉、白芍、白术、水半夏等药材在生产加工过程中普遍使用硫黄熏蒸。

2. 治虫防霉，利于贮藏

硫黄熏蒸一些药材，如白芍、川芎、柴胡、防风、泽泻、当归、前胡、蛤蚧、乌蛇、羌活、沙参、玄参、独活、天南星、赤芍、木瓜等，可以达到杀虫防霉的效果。

3. 色泽漂亮

硫黄熏蒸后的药材色泽或洁白或鲜艳，比较美观，很多药材因此而熏硫。贮藏时，色泽变暗或者轻微霉变的药材加熏后，也可以保障色泽，如天麻、百合、当归、贝母、丹参、牡丹皮等。

4. 锁水增重

熏硫后的药材，在水分较高的情况下也不会发霉变质。如用硫黄熏蒸湿润后的党参，可以使党参的含水量高达 20% ～ 30% 而不发霉，当归湿润后熏硫，最高时能使水分增加近 70% 而不发霉，此举大大增加了药材的重量，潮湿的金银花熏硫后，可以在水分较高的情况下继续保存而不发生霉变。

5. 利于切片

将药材湿润后（非传统规范操作），使用硫黄熏蒸，可以使水分快速在药材内部均匀扩散，便于切片，同时，熏硫后的药材，切片时片形完整不碎，整体性状较好，如黄芪、山药、天麻等。

6. 炮制步骤

硫黄熏蒸俨然成了炮制工艺的一个步骤，在《中药材手册》中，附子项下的一个规格"白附片"即用硫黄熏蒸而成，并被录入《中国药典（1963 年版）》，直至《中国药典（2000 年版）》才取消此法。

二、中药熏硫的历史

《温县志》记载山药原来成品是毛条，1900年，郑门庄（现为河南省焦作市温县温泉镇郑门庄）的郑国通无意中发明了光山药加工技术，山药才出现光货。该书明确记载了山药的产地加工使用硫黄熏蒸。原文内容："山药产地加工……净水浸泡、熏、靠晾、搓拨成形，切头打光，即为成品药材（也称成货或光货）。"

1930年，上海名医陈存仁著《药物出产辨》，该书记载当时有百合、平贝母、花粉、桔梗、葛根等药物使用硫黄熏蒸。原文摘录如下：

百合，湖南湘潭、宝庆产者，名拣片外合，为最佳……一产湖北麻城，名麻城合，用硫黄熏至其味酸，不适用。有产四川者，名川合，亦可用。有产江苏省，名苏合，味略苦。均夏季出新。

花粉，产广东阳江为最。本质最幼滑，可惜用硫黄熏过，致其变味。所谓贪其好色，遂至转性而不适于用……医生用治咳症，以为可以除痰清热，孰料制造花粉者，不惜硫黄工本，熏至质味转酸，不独无益，而又害之。

干葛（甘葛）各省均有产。惟以广东境所沽者最不合用……用蚝壳灰、生盐两味，开水浸之……入硫黄柜熏之。务使其色白，不计其合用与否。造起开片食之，酸且咸，清甜之味全无。想葛根乃表散清凉之品，其味既咸且酸，不敛已幸矣，尚望其能解表乎？此等干葛，应在淘汰之列。正当造法……惟开片不好看，故无人买之。可知干葛一味，各省均合制法，独广东弄巧取色，至为不合卫生。

图458为葛根未熏硫与熏硫品的对比。图左侧色黑者为未熏硫品，图右侧色白者为熏硫品。需要注意的是，过去调剂葛根，粉葛与葛根都做葛根入药，近年来二者已经被药典明确为两种药材。

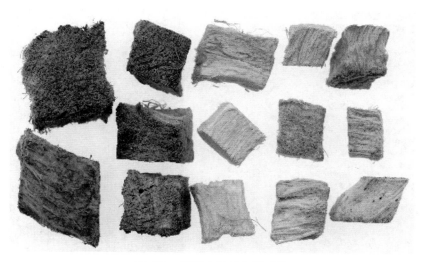

图458 葛根未熏硫与熏硫品

图 459 中，图左侧为 1936 年，王雪轩等人编著的《鉴选国药常识》，为当时的大药堂作为企业宣传用的材料，秦伯未等医学大家题字，该书首次明确中药是为了"防蛀、佳色"而使用硫黄熏蒸的。

内容："硫黄熏药之起源：药商以药物之颜色不佳，熏以硫黄，使之洁白，推原起始，迄今已三十五年，而其发明者，则为宁波某行之栈司，高某某行为，甬地著名药行之首屈一指者，声誉卓越，存货山积。

高姓栈司见人以硫黄熏变色之草帽，逾时洁白如新，因连类及于药材，爰效其法，以试废弃之白及，不图熏后其色反较新采者为白嫩，高犹未敢自信以质，行中同事皆赞其收藏得法，试售于人，以颜色之佳，竞相购买，且得高价，高又改熏各药，均称佳妙，且不易受蛀，较其他栈司时时翻晒，朝夕辛劳者事半而功倍马。

初，高秘其诀，不以告人，经理谓其能勤厥职，遂重任之，迨后其事渐泄，经理非惟不见责，反深嘉奖其发明之功，并为大规模之熏染，同业中人亦竞起相效尤，于是国药中含有被熏染之硫黄毒质，遍于各地，作俑者固高姓，助长毒焰者，该行经理耳。

高旋以此致富，晚年卸职家居，蔗境弥甘，忽一日，不戒于火，阖家焚毙，该经理则因夜眠中风，堕床下，口噤不能言，旋卒。南京路香粉弄妇科专家虞佐唐君曾目击云。"

更值得一提的是，该书封中明确标明，该书的作者（单位）"灵学会盛德堂药号"专门出售无硫中药，如图 459 图右侧。

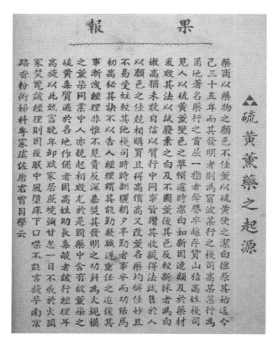
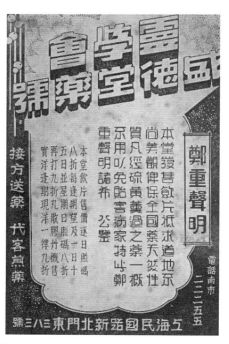

图 459 《鉴选国药常识》

内容："郑重声明，本堂发售饮片只求道地不尚美观，使保全国药天然性质，凡经硫黄熏过之药一概不用，以免贻害病家，特此郑重声明诸希，公鉴。"

该书甚至提出通过"煎别"的方法来判断中药熏硫与否。

熏过硫黄的党参与未熏硫黄的党参，笔者通过煎煮后对比如下：

熏过硫黄的党参，煎煮过程中气味酸，中药党参的煎煮液较为淡薄清稀色浅，闻气味有酸气。党参药渣颜色偏浅白，量较少。

未熏硫黄的党参，煎煮过程中气味香甜。中药党参的煎煮液较为浓厚色深，闻气味有党参固有的香甜。党参药渣颜色偏深暗，量较多。

图 460 中，左图为未熏硫黄的党参煎煮液，右图为熏过硫黄的党参煎煮液。

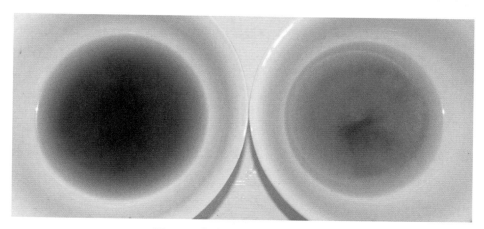

图 460　未熏硫和熏硫党参煎煮液

图 461 中，左图为未熏硫黄的党参药渣，右图为熏过硫黄的党参药渣。

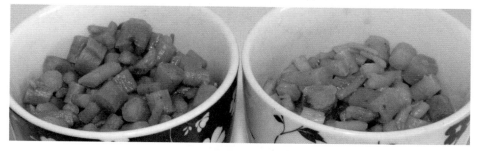

图 461　未熏硫和熏硫党参煎煮后药渣

中华人民共和国成立后，最早的地方官版中药熏硫文献，见于 1955 年山东省供销合作社中药材经营管理处编印的《中药材保管手册》。

最早的国家级官方熏硫文献见于中国药材公司于 1957 年编写的《中药材养护工作手册》（油印本），书中记载川芎、泽泻、白芷、当归等 69 种中药可以使用硫黄熏蒸，并且明确提出："在目前熏治药材害虫尚无更好科学方法以前，用硫黄熏

治仍有它一定作用。但采用此法熏治药材害虫，虽是多年来沿用的制法，对药效是否有影响尚待进一步研究。"

中药硫黄熏蒸历史状况小结：硫黄熏蒸的历史很短暂。所以说，古人对于中药药性药效的总结，是未熏过硫黄的总结。而硫黄熏蒸中药一开始，就遭到业界的反对。反对的原因不是硫残留，而是中药药性被改变。

20世纪50年代，由于科技发展水平等原因，没有人从学术角度对硫黄熏蒸中药进行反对，中药仓储系统试探着用硫黄对中药进行养护，并且对硫黄熏蒸中药的操作流程及所熏的品种都有明确具体的要求。

目前，国家对于中药规定了硫残留的限度，这就为继续使用硫黄熏蒸中药埋下了伏笔。很多人认为中药可以继续熏硫，更有甚者，在中药熏硫后会使用各种方式方法脱硫，使中药硫黄残留量被控制在规定范围内。但是，药物经过熏硫、再脱硫的过程后，药性、药效、理化性质的改变却少有人关心，从而导致中药商品质量良莠不齐。

三、中药熏硫的工具

图462为近代中药熏硫所用铁锅。直径21.8厘米，高8.4厘米，厚0.4厘米。

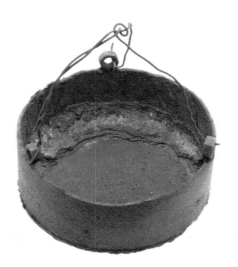

图462　熏硫黄铁锅

【参考文献】

［1］温县志编纂委员会.温县志［M］.北京：光明日报出版社，1991.

［2］陈仁山.药物出产辨［M］.广州：广东中医药专门学校，1930.

［3］王雪轩.鉴选国药常识［M］.上海：盛德印刷局，1936.

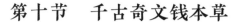

第十节 千古奇文钱本草

晋代学者鲁褒的《钱神论》记载："钱之为体，有乾坤之象，内则其方，外则其圆。其积如山，其流如川。动静有时，行藏有节，市井便易，不患耗折。难折象寿，不匮象道，故能长久，为世神宝。亲之如兄，字曰孔方，失之则贫弱，得之则富昌。无翼而飞，无足而走，解严毅之颜，开难发之口。"因而，中国古代钱币也就有了"孔方兄"的戏称。

成书于汉代，被列为中医四大经典之一的《神农本草经》，作为古老的中医药文献，对后世影响巨大，奠定了中药学的理论基础。

唐代名臣张说（667—730年），字道济，洛阳人。武则天时曾授太子校书，后任黄门侍郎等官职。睿宗时进同中书门下平章事，唐玄宗时期任中书令，封燕国公，官至宰相，擅长文辞。他仿《神农本草经》的体例与语调，用高超文笔写成名篇佳作《钱本草》，将金钱利弊说得淋漓尽致，对今人亦有极大的启示作用。

原文说钱，味甘，大热，有毒。其中，味甘，因为大家多喜欢甘甜的东西，所以言其味甘。大热，指的是热度，钱非常受追捧，热度极高，所以称其为大热。有毒，指其有潜在的危害。

全文的具体理解见仁见智，下文出自《钦定全唐文》（1818年的扬州诗局刻本），原文经过校对，内容如下：

钱，味甘，大热，有毒。偏能驻颜，彩泽流润，善疗饥寒困厄之患，立验。能利邦国，污贤达，畏清廉。贪婪者服之，以均平为良；如不均平，则冷热相激，令人霍乱。

其药采无时，采至非礼则伤神。此既流行，能役神灵，通鬼气。如积而不散，则有水火盗贼之灾生；如散而不积，则有饥寒困厄之患至。一积一散谓之道，不以为珍谓之德，取与合宜谓之义，使无非分谓之礼，博施济众谓之仁，出不失期谓之信，入不妨己谓之智。以此七术精炼，方可久而服之，令人长寿。若服之非理，则弱志伤神，切须忌之。

后　记

　　本书主编、副主编的参编单位：北京康仁堂药业有限公司，陕西东泰制药有限公司，天津红日康仁堂药品销售有限公司，咸阳市食品药品检验检测中心，天津市和平区五大道街社区卫生服务中心，江苏龙凤堂中药有限公司。

　　书中涉及的器物原件，基本都是个人收藏的，其中，有行业内渐近失传罕见之物，如一斤十六两来源的文献考证及实物，清代京帮福盛炉药刀（后来的药刀王），以及其他中医药相关器物。笔者通过与老药工及专业人士的交谈，结合自己的工作经验，讲解了相关传统器物的使用方法与技巧。

　　在编撰过程中，敖强、于立伟分别编写了六万余字的文稿，同时，本书得到了诸多领导及业界同仁的积极支持和帮助。

　　本书以文化表达为主，对于器物本身的描述不多，图中器物大多为晚清民国时期，但是文中对于器物的大小、厚薄、重量，甚至是年代等信息，都没有去做更精细化的表达，但求借物言理、以物载文，请读者明鉴。

　　中华医药源远流长，博大精深，这里只是概略地介绍了一些中医药传统器物，还有更多的器物有待我们进一步去挖掘和阐释。

　　感谢各位领导，诸位师友，感恩遇见。

于立伟

2024 年 11 月